〔増補新版〕

これで安心 医療体操

著者
足助次郎
Jiro Asuke
＋
足助照子
Teruko Asuke

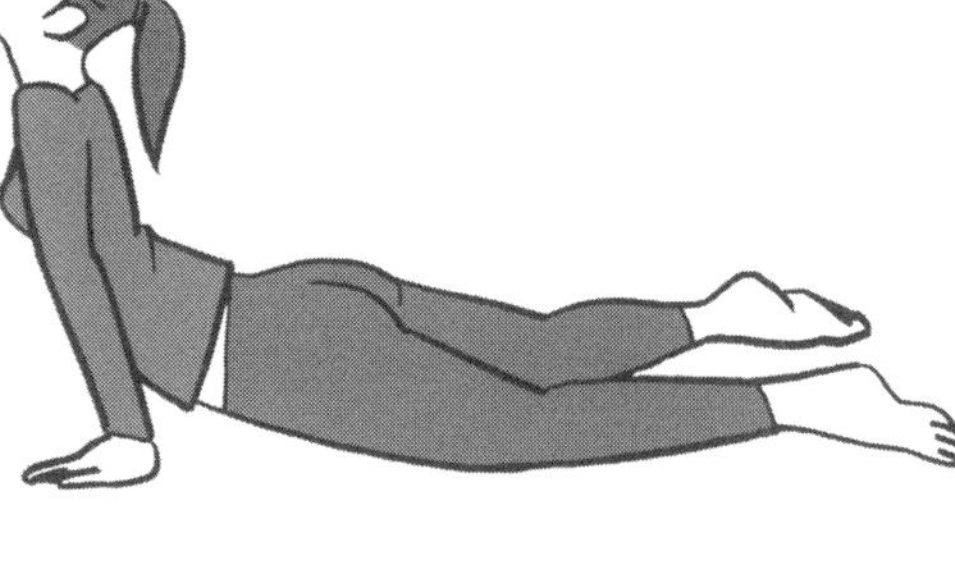

太陽出版

はじめに

一般財団法人　大阪漢方医学振興財団
足助式医療體操協会　会長代行　中本　かよ

足助体操との出会いは、衝撃的なものでした。知人の紹介で足助体操創案者の奥様である足助照子先生にお会いしたとき、先生のお言葉の中に「生体物理」的な発想が感じられました。まさか、八〇歳になられる白髪のご婦人からそのような言葉が飛び出すとは……。これは凄い！

それまで私は約三〇年にわたり医師として臨床に携わっており、そのうちの二〇年あまりを東洋医学中心に取り組んでいました。東洋医学は身体のエネルギー的波動と気・血・津液《しんえき》*の変化などを五感で感じ取る医学でもあると私は考えています。足助体操はこの理論を「生体物理」的に捉えているとすぐに確信することができたのです。この出会いと、この体操は存続させなければならないという思いが『足助式医療體操協会』を設立するきっかけとなりました。

身体は六〇兆個の細胞で出来ているといわれますが、その細胞一つひとつにエネルギーを生む力があり、それぞれの役割を果たしています。まさに身体は小宇宙であり、それを動かしているのは紛れもない自分自身です。

足助体操は、先天の気の集まる丹田を意識し、まずそこにエネルギーを補填するという一番の根本から成り立っています。そして、丹田から全身へ、血管・神経・リンパ・筋膜・内臓へ気・血・津液が滞りなく全身の六〇兆個の細胞に流れエネルギーを生み、機能するように構成されているのです。自分自身の身体を見つめ直し整えること、これはまさに医療の根本である予防医学であり、『医療体操』の所以でもあります。

足助体操は昭和一六年に足助次朗先生によって創案されました。次朗先生は幼い頃から病弱で病気ばかりをしていましたが、自ら〝起きたい〟という気持ちに押し動かされ、どのようにすれば身体が動くようになるのかを病床で身体を動かし、錬って錬って確認し、東洋医学を勉強し、自然摂理に従った動きをさらに錬って体操を作り上げ、ついに病を退け健康的にかつ安楽に寿命を全うされました。足助体操は、ご自身の生き様で証明されたものでもあります。照子先生も若い時の結核がもとで、様々な病をお持ちでした。三〇代で余命幾ばくもないと宣告されたところ、次朗先生に出会い体操を実践されました。八〇歳を過ぎても一見して全く病を感じさせないしなやかな肉体と柔軟な発想、ほがらかな笑顔が印象的でした。これから〝老いる〟我々にとって素敵に年齢を重ねるお手本です。『足助式医療体操』は病弱な方にこそ実践して頂きたい体操です。

足助体操には幾つかの特徴があります。

一つ目に、足助体操はほとんどの動作を寝ながら行ないます。心肺への負担が少なく、立ってバランスを崩すこともありません。そして、赤ちゃんの発達段階の動きを真似て基本の運動としています。まだ歩くことを知らない赤ん坊が足をばたつかせ、寝返りを打ち、座り、はいはいをする。そして立つ・歩く筋肉を作り固めていく。この段階を常に意識することによって、座る、立つ、歩くための根幹の筋肉を鍛え直します。横たわってじっくり心身を見つめ直す「生まれ変わりの体操」とも言えます。

二つ目には、「自力と他力」。内臓や筋膜、血管、神経などに自力のエネルギーを充分に生み送り届け、機能させることによって、他力としての食物の栄養や大気からの酸素などを充分に取り込むことができるようになるということです。医療もしかり、いかに良い薬や施行術あってもそれを自力で取り込み身体機能を改善させなければ本当の治癒にはなりません。私は長年医療に取り組んできて、医療という他力だけでは十分な健康は得られにくく、自力が必要であると実感しています。

足助体操では、特に自力で腸を動かすことを重要に考えています。腸の硬化を予防し、老廃物をしっかり排泄することが綺麗な血液を造り、老化を予防することになるのです。

三つ目は「退行性変化の整調」です。退行性変化は自然老化でもありますが、老化とは実年齢に沿ったものではありません。最近では生活が便利になり、その上にパソコン作業が増えており、若い人でも身体の硬化が進んでいます。身体の深部に気・血・津液の滞りがおこると、そこから自然老化である「退行性変化」がおこるのです。そして「退行性変化」の広がりが病を引き起こすと言っても過言ではないでしょう。足助体操は血管、筋膜、リンパはもとより、内臓や経絡に至るまでエネルギーの流れを改善し退行性変化を整調します。

人生九〇年の時代となってきました。生活が便利になり、食べ物もサプリメントも何でも取り入れることができます。しかし、自分の身体を、気・血・津液を、内臓を動かしているのは自分自身のエネルギーなのです。

与えられた寿命を健康寿命として全うできるように足助体操はあります。

「健康とは心より康らげるよう人が建てるもの」と足助次朗先生は言っています。一人でも多くの方にこの『足助式医療体操』を実践していただけるよう願っております。

注釈
＊津液（しんえき）　生体および細胞に不可欠な水分のこと。主に潤いとなり、浮腫など病的な水分と区別する。

目次

第一部　なぜ老いるのか？　なぜ病気になるのか？

第二部 足助体操の特徴と基本体操

⑤足を浮かす→腹筋を鍛える
⑥寝たまま走る運動→腸の癒着を離す　筋肉の活動を促す　便秘の改善　腰痛予防
⑦足首をもって膝を脇の下につける→腎の融和
⑧足を上げる運動→大腸部の軟化　S字結腸の改善
⑨腸の運動（快通快便予備運動）→腸の働きをよくする
⑩快通快便運動（膝の上下運動）→腸の働きをよくする　肩甲骨の硬化防止
⑪お尻叩き→便秘の改善
⑫上体を反らす運動→胸椎・頚椎の矯正
⑬横向き足上げ→股関節の動きをよくする
⑭横向きで前後に足を振る→内臓の働きをよくする
⑮足をもって歩く運動→全身の血行をよくする
⑯握りこぶしの中に親指を入れる→歩行の改善

⑰足の指を一本一本動かす→歩行の改善
⑱膝の運動→盲腸予防　膝の冷えの解消
⑲腰を曲げる運動→老化度を測る
⑳腎融和運動→腰痛予防
㉑肩の上下運動→四十肩・五十肩予防
㉒肩の回転運動→咳の改善
㉓腕の8字運動(ダイヤ運動)→手の疲れの解消　四十肩・五十肩予防　乳ガン・肺ガン予防
㉔腕立て伏せ→丹田強化
㉕肘立て運動→脊椎矯正
㉖首の回転運動
㉗ゲンコツ運動→眼精疲労の改善　心臓強化　血圧の改善
㉘起き直り運動→全身の融和

第2章●実際に体を動かしてみましょう　126

第一部

なぜ老いるのか？
なぜ病気になるのか？

序章

足助《あすけ》体操（健康法）の成り立ち

足助　次朗

未熟児で生まれた私は、『オギャー』と泣き声を発したのは生まれてから二カ月後のことでした。保育器のない時代でしたので、ずっと母が胸に私を抱いて育ててくれました。

私は小さい頃からお医者さんにかかることが多く、腸が弱いために一カ月間も下痢が続くこともあり、よく学校を休んで本ばかり読むという子供時代を過ごしました。

成人になってからも、緑内障、耳後孔閉鎖、カリエス、腸閉塞等々、六十余りの病気を患い、計五三名の医師にかかりました。

そして、病気に耐えるという限界までの苦痛を味わいました。しかし、この経験が、後の「起き直り法」という一つの方法を考えるきっかけとなったのです。

私は、さまざまな病気を患うことによって、退行性変化（老化現象）というものがいかに根強く心身に悪影響を及ぼしているかということをしみじみ知らされました。

従って、病気による苦痛から救われるには、これまでの自分自身の体内に蓄積された老廃物を排泄し、固まった腸を融和することが先決であり、ただ病名に合わせた治療法に救いを求めても救いはないと断言できるのです。病名だけにとらわれていると、退行性変化による腸（細胞や体）の硬化という根本原因を解決することはできないからです。

私は、さまざまな病気を患ってから、「病気とは自由に動けないときの副産物である」ことに気づきました。

自分が動けなくなってから、自由に動き続けるためには食事を改め、運動することがいかに大切か身をもって知ったのです。

また、周囲の目の悪い人や中風の人なども皆体や首が固く、丹田（臍下《へそした》）も固くなっていることから、自分で腹部の運動と食事療法を行ったところ、見えなかった目と聞こえなかった耳が全治しました。

そして、整腸と調和のとれた生活を取り戻さない限り、病の根は広がることを思い知った私は、自ら考案した体操によって活路を見出し、その結果、ついに健康体を取り戻すことができたのです。

こうした体験によって、病気になる原因のほとんどは、病人自身が知らず知らずのうちに作っている退行性変化による硬化だということをつくづく実感したのです。

それから数年後、私が実践してきた食事と体操が本当に効果があるのかどうかを確かめてみようと、体を使って追試をしてみることにしたのです。

病気になる前と同じように、動物性タンパク質を中心とした食事を毎日とり続け、運動をすべてやめた結果、数年でガンが発症しました。

そこで、さっそく完全な生食と体操を始めたところ、わずか二〇日間でガンが消えたのです。このことからいかに食物と運動が健康に密接に関係しているかお解りいただけると思います。

以上、私の体験を書きましたが、要するに、常に全体の調和運動をしていないと各部位の機能が停滞し、その結果足腰の痛みを生み出すということです。

誰でも年をとると、ある程度退行性変化が起きますが、今は十代の若い人たちの中でも肩こりや腰痛、腕の痛みを訴える人が多くなっています。

そこで、私たちの生活の中で、就寝前に寝ながらできる運動があれば、病床に伏している人はもちろんのこと、健康な人にも大いに役立つのではないでしょうか。

本書でご紹介する足助式体操は、そのような誰でも簡単にできる運動法ですが、必ず肉体年齢に応じた動きから始めることが大切です。

真の健康は、あなた自身が足の裏でしっかりと大地を踏みしめることから始まります。そして、その健康は何を食べてもきちんと処理できる体に作り上げることで得られるのです。

第1章 足助体操で救われた人たちの体験

「死の淵から甦った私」

足助　照子

私は青春期、結核と肋膜炎に罹り、洗面器二杯分の水が肋膜に溜まりました。水を二回に分けて抜いた後は癒着がひどく、その上、結核薬のストマイ、パス、ヒドラジット、ピラマイドを続けて服用していたので内臓全部がガタガタになりました。

免疫力もすっかり落ちて、アクロマイシンやクロマイ、ペニシリンと抗生物質をたびたび服用した結果、頭痛や手足のしびれ、吐き気、寝汗、身体のだるさ、眼底疲労、湿疹などの副作用が出て、眼球が動かなくなりました。

そして、体が硬直して背中が鉄板のように固くなり、首も動かせなくなって、「いっそのこと手も足も首もちぎってほしい」と思うほど状態が悪化しました。後になって、一カ月手遅れになってしまった結果、薬中毒になったことがわかりました。完全な薬中毒と診断され、お医者様が私の父に『よくもって二週間ですね』と告げている声をしっかりと耳にしたのです。

ですが、死を宣告されたときにハッと気がついたのは、誰を憎んでも救われないということでした。病は自分がこしらえるものだと気づき、どうせ死ぬならきれいな気持であの世に行きたい、と。

それから、年月はかかりましたが、徐々に薄紙をはぐように奇跡的に死の淵から甦ることができたのです。

当初、硬直した体は辛く、その辛さをお友達に訴えたところ、後に主人となる足助を紹介され、初めて東洋医学に基づいた治療を受けたのです。

その際に食事指導も受けたのですが実行できず、運動だけは毎日実行しました。

快通快便運動をやると、『大阪ガスの社長さん』とからかわれるくらいよくガスがでました。

はじめは二、三回でも腰が割れるほど痛かったのですが、少しずつできるようになりました。

背伸び運動をすると癒着した胸や脊柱の矯正になりました。

運動を続けていると、驚いたことにお臍《へそ》から悪臭を放つ液体が出てきて、ガーゼをお臍に当てたこともありました。

また、熱が出てきたりといろいろな変化が起きました。半年くらいからだんだん体が軽くなって、寝汗も止まり、胃腸の調子も少しずつよくなりました。

体が硬直していたので、起き直り運動は一回できるようになるまで三年かかりました。

体が弱く骨もボロボロになっていた頃、ケガをして膝《ひざ》を複雑骨折していたのですが、その後遺症を防ぐために、足の運動、膝の上下運動、膝の運動などを続けました。そのおかげで、現在も全く後遺症は出ていません。

本当に想像がつかないほど動けるようになり、食事療法、運動療法、心のもち方の大切さをしみじみ感じ、この年まで生かされたことへの感謝の気持で一杯です。

「私にとって足助体操とは……」

中村　景子

初めて足助体操を紹介されてから二五年が過ぎました。当時は、照子先生に会場へ来ていただいて、月に一度、気の合う仲間と一緒に楽しく体操を続けていました。

私は子供の頃から、走っては転倒したり、自転車に乗っていて転倒したりして、よくケガをしていました。就職してからも自転車通勤をしていましたので、同じようなことが続いて、膝や腰の打撲が絶えませんでした。仕事柄、立ち時間も長いせいか腰痛にもなっていました。困った時には治療所や近くの体操教室へ通い、体調を維持してはきましたが、足助体操のようには長く通い続けることはできませんでした。

足助体操は難しい体操ではありませんでしたが、珍しい動作が多かったので、始めた頃はメモを取りながら覚えました。当初は今のように解説本が手元にありませんでしたので、数日後には正しい動作を忘れてしまうのです。また、指導していただく運動の順番にも意味があったのです。教室では先生から、体操の意味・意義・効果など、短い講習を受けながら丁寧に教えていただきました。　腸の体操は、いちばん最初に覚え、家でもよくするようになりました。というより、はじめの頃はそればかりしていたように記憶しています。

いつもメモを取っていたことが功を奏して大方の運動がメモなしで出来るようになった頃、先生に通って来ていただいていた会場が利用できなくなり、何年間か体操教室から遠ざかってしまいました。その間、マイペースながら足助体操は忘れずに続けておりました。

新しく大阪でお昼の教室が開かれることを知り、再び先生にご指導を受けるようになりました。久しぶりにお目にかかった先生は以前と変わらず溌剌《はつらつ》とされていて、先生を拝見しているだけでも「やっぱり、足助体操はすごいんだ！」と思ったと同時に、自分も先生のように年を重ねていきたいという気持ちになりました。

その頃、夜になかなか寝付けず熟睡ができない年齢になり困っていましたが、体操を再開し、朝・夕の運動を教わり、毎日真面目に取り組むようになりました。特に寝る前の体操に、自分のお気に入りの体操を加えて、お布団の上でゆっくり体を動かすようにして毎日続けていると、浅かった呼吸がゆっくり深くなり熟睡できるようになり、更年期のような症状が改善されて軽くすみました。

寝る前に体操をすると、かえって眠れなくなると、よく耳にするのですが、私はすごくリラックスできて、少し疲れている日などは体操の途中で、いつの間にか寝入ってしまっていることもあります。そんな時は無理をせず、気づいた時にとりあえず背伸びの体操だけ済ませて休んでしまいます。今では寝る前に一連の体操をしないと一日が終わらなくなっています。旅に出ても必ず体操をしますので、パジャマは必須アイテムなのです。その日の体調に合わせて運動の種類を増やしたり減らしたりもします。腰痛がつらい時は膝の運動を加えます。その他にも自分の身体に心地よい体操をすることで精神的にも開放されるように思えて身体を動かしています。

今までの体験から、首や肩の凝り、膝痛や腰痛、冷えのきつい時など、自分の身体の不調を軽減するのに効果のある運動が少しずつ解ってきているように思えて、自力で体調を整えることが可能な体操だという実感があり、有難く思っています。また体調を悪くしてしまう前の予防にも効果があると感じています。私の場合、風邪をひきそうになった時には必ず腸の運動（快通快便運動）をするようにしています。風邪の症状が治まるからです。さすがにインフルエンザに感染した時は無理でしたが、普段は風邪気味かなと思ったら予防のために、この体操をします。腸を動かし健康に保つ運動は、体調を整えるための大切な体操の一つと考えています。私たちは食生活や仕事など、生活の様式や環境は千差万別なので、各々の身体に効果のある運動を見つけることが第一ではないかと思います。

足助体操は運動の種類が多いので毎日体操のすべてをやりこなしていくには時間的になかなか難しいかと思います。それで私は月に一度、体操教室に参加して、普段家でしている偏った運動の癖を修正してバランスをとるようにしています。さらに自分に合う無理のない運動を身につけて続けていくことが大切だと考えています。休憩中に先生から伺う、体操と身体との関わりについての貴重なお話や参加されている皆さんの体験談なども交えながら指導していただき、さらに個人的なアドヴァイスを参考にして丁寧に身体を動かすのも非常に効果があり、帰り道は身体が温かく軽くなります。年齢とともに体力の衰えを感じつつも、少しでも柔軟な身体を保っていられることは、何かしら自分への自信に繋がっているように思います。

足助体操に巡り会われた皆様にも日々の健康や不調の予防のために、この体操を自分のものとされて無理のないように続けていかれますよう心から願っております。

「今ここにある癒しを受けるということ」

足助体操登録指導講師　畑田　愁次

私が照子先生と出逢ったのは二〇年近く前になります。当時の私は精神世界に非常に興味関心がありました。悟りを開こうとインドに通ったり、東洋の神秘を求めてヨガや瞑想をしたり、自然食に目覚めたり、ブラジルへギターの奏法を習いに行き音楽活動をしたり、若さゆえに好き勝手に生きていた頃でした。私は最初、照子先生を玄米食の先生だと思っていたのですが、ある時、先生から「あなたは目に見えない世界に興味があるのね」と言われ、すぐに自分のことを見抜かれたように感じました。この方は普通の人ではないと思ったのを今も覚えています。

照子先生は、とてもやさしい気品のある言葉遣いで話され、しかも意識レベルの高そうな会話をされるので、すぐに年の差を越えて親しみが湧きました。私の生意気な態度や言葉遣いなども全く気にされず、受けいれてくださるので、私にとって数少ない貴重な理解者でした。二〇〇二年頃には体操を勧められ、教室に通うようになりました。

晩年の照子先生のお言葉で私の心に残っているのは、「地球は陰陽の星であり、プラスがありマイナスがある。表と裏の世界、内側と外、大と小、昼（太陽）と夜（月）、それらは人間も同様で、身体と精神もバランスがだいじで、これを乱すと人は狂いだす。さらに西洋と東洋、自力と他力、現代は西洋医学一辺倒ではあるが、やはりバランスが重要なので、病の時でも決して薬と病院の治療だけの他力本願にはならず、例え二四時間体制の病院のベッドの上でも自力で身体を動かすことの大切さを忘れないようにしてください。今さらですが東洋医学の凄さ、次朗先生の志された療術の神髄と経緯を見直し、レプトン意識体を通して宇宙とつながるように」とおっしゃいました。人の身体は自然界に通じ、精神は宇宙につながっているのです。

足助体操は、気長に続け、やり込むことが大切です。継続することによって未だ見えなかったものが見え、感じ理解されはじめます。療術家で治療家の足助次朗先生が練りに練って考えつくされた動きは、安全で安心して行うことができます。身体を柔らかくすることは自らを助けてくれるのです。一人でも多くの方に伝えたい一心で照子先生から習ったこの体操を、微力ではありますが二〇〇九年から私も指導させていただいています。体操教室には、健康を志す人が集まり、最初は硬かった筋も徐々に柔らかくなり活力を得て、皆さん笑顔で通ってくださっています。ヨガや禅のような緊張した空気は特になく、筋を伸ばす瞬間には小さな悲鳴もしばしば聞こえることもありますが、始終、和気あいあいとした雰囲気で行えるのもこの体操のよさといえるでしょう。効果は個人差がありますが、本当に価値を見い出せるのは、日々の努力の後ということです。決して焦らず、この体操を分ち合い、皆でその境地を深めていけたら幸いです。現在は足助先生の意志を引き継いで協会が立ち上がり、支持者も増えてきているのは嬉しいことです。

次朗先生はずいぶん以前から、現代の日本人は精神統一ができなくなったと見抜かれています。精神が分裂してしまえば、私たちは一体どこへ向かってしまうのでしょうか？　いくら医学が発達しても人びとは、未だ病に悩み苦しみ続けているこの現実をどう受けとめるべきでしょうか？　肉体も精神もバランスを崩しては、明るい未来は望めません。誰が私たちの希望さえも奪ってしまうのでしょうか？　それは誰のせいでもありません。自分の精神と身体にもっと責任を持っていただきたい。先生はそのようなメッセージを残されていたのだと、私は受けとめています。

私が二〇代の頃に追い求めていたもの、現代文明の中で見失われ忘却のベールに囲まれた東洋の神秘、あるいは悟りを開くこと、それらは、わざわざインドや遠くまで出向かなくても自分を磨き高め上げていく過程のこの瞬間のその息、そのひと呼吸の中に存在するのだと、いま私は実感しています。現代社会では何もかもが細分化され、分析され専門的になることによって各分野は発展を遂げてきましたが失われたものも多いのは確かです。それらを再び発見して、調和・融和することは、今の時代に重要なことかもしれません。そして、真の健康とは知識や頭の中にあるのではなく、実践にのみ道が開かれるというのも本当のことです。足助体操を実践して気を整えて、今ここにある癒しを受けようではありませんか。鍵はあなたの中にあるのです。たかが体操、されど體操なり。

「至誠動天地」とは、誠の心は山をも動かす。足助先生に教わったこの言葉を信念として、私は、医療体操を必要とする多くの人にこの技法をお伝えしていく所存です。

足助照子先生、有難うございました。

第2章 老化は防ぐことができる

退行性変化とは？

「退行性変化」という言葉は医学用語ですが、一般にはあまり聞きなれない言葉です。

しかし、私たちの健康を考える上で、非常に重要なことがらなので、あえて退行性変化という言葉を用いたいと思います。

退行性変化とは、ごく簡単に言うと自然老化という意味です。

医学統計によると現代人は一八歳から老化現象が起きており、健康な人でも老化は避けられないものだと思われています。

ですが、実際には、年をとってもあまり老け込まない人と、急に老けて老人くさくなる人がいて、老化と言ってもかなり個人差があるものです。

老化の原因は単に年をとることだけではなく、遺伝的な要因や後天的な要因がありますが、重要なことは、誰でも同じように年相応に老けるわけではないということです。

先天的な要因は別にしても、日頃の心がけや努力によって若々しさを保つことができるということを肝に銘じて、老化現象は仕方がないとあきらめないことが大切です。

次に、退行性変化を医学的に捉えると、それは急激な老化を意味し、病気のもととなる現象でもあると言えます。ある意味では、病気はすべてこの退行性変化に関係していると言っても過言ではないのです。

人は、誰でも体の調子が悪くなると、それを立て直そうとする恒常性を保つ機能をもっています。これをホメオスタシスと言いますが、ホメオスタシスが正常に働いている場合には病気を排除できますが、ホメオスタシスが低下すると病気に陥ってしまうのです。

要するに、退行性変化はこのホメオスタシスを不安定にしたり、崩壊を引き起こしてしまう危険な因子でもあるのです。例えば、筋力の低下が招く関節痛、椎間板の萎縮や変形によるヘルニアや腰痛、脳の退行性変化によるアルツハイマー型老年痴呆、骨の退行性変化による骨粗《こっそ》鬆症《しょうしょう》等々。

退行性変化はこの他にもさまざまな問題を引き起こしますが、いずれにしても細胞や神経、筋肉、臓器などが萎縮・硬化することで老廃物が蓄積して血液の酸毒化を招き、そこを拠点に病魔が根を張り茎を伸ばしていくのです。

つまり、退行性変化による細胞の劣化という病の〝根〟を断たない限り、病という〝花〟は咲き続けるのです。

ですから、私たちが病から救われる道は、第一に退行性変化を制御し、調整することだと言えるでしょう。それによって、体内に蓄積されている老廃物を排泄することが必要不可欠です。それには、正しい食事と適度な運動が最も効果的です。その点、この体操は寝たままで誰でも簡単にできるものですから、ぜひ実行されることをお勧めいたします。

やり方は後ほどご紹介いたしますが、ここでは、常日頃から退行性変化から身を守る努力をしていれば、急激な老化に見舞われて体が自由に動かせなくなることもないのだということを知っておいていただきたいと思います。

ところで、老化というと誰もが一年に一歳ずつ年をとることだと思っているでしょう。ですが、心配事が三日間続いたために髪の毛が真っ白になったという人の話をどこかで耳にしたことがあるでしょう。

このように、実際には人間は一日一日、年をとっており、心と体の状態によっては急激に老化することがあるのです。

これも退行性変化のもたらす恐ろしさですが、最近急増しているガンを例にあげてご説明しましょう。

ガンの原因については色々な議論がなされていますが、いずれにしても細胞の急速な老化現象が進み、ガン細胞が急速に増殖した結果、ガンが発症すると言えます。

例えば、肺ガンは日本人の全てのガンの中で最も死亡者数の多いガンです。統計上は、ほぼ一〇分に一人の割合で日本人が肺ガンで死亡していることになります。

肺ガンは、主に肺の中に枝分かれして広がる気管支の内部に発生するガンで、二種類に分けられます。その一つが「小細胞肺ガン」と呼ばれるガンですが、これは増殖と転移が非常に速いガンで、約三〇日ごとにガン細胞の数が二倍になり、すばやく転移するのです。

ですから、いくらガン細胞を攻撃することだけを追及していても、正常な細胞が活動できる方法を駆使しない限り、ガンに蝕まれた体は生命体が停止する方向にまっしぐらに進んでいってしまうことになるでしょう。

病気はチャンス

私たちは、生きている限り誰でも自らを癒す自然治癒力が備わっています。

本来、この自然治癒力が充分に発揮できる状態であれば、正常な細胞がガン細胞を押さえ込むことができるのです。この自然治癒力という最大の武器を使わずに、薬という他力的な手段に頼りすぎているのが、今の医療の限界だと言えます。

自然治癒力という自力的な方法を見直すことによって、退行性変化を起こしている原因を取り除くことが可能になるのだということを、私は声を大にして言いたいと思います。

ガンなどの退行性変化による細胞の劣化が急速に広がってきた最大の原因は、食品その他の有害物質による複合汚染であることはもはや周知の事実でしょう。

さらに、年をとること（加齢）や運動不足による退行性変化が、病巣の拡大に拍車をかけているということです。その結果、体全体が益々硬直化し、生命体の急速な老化現象が加速度的に現れる。まさにそれこそが病気の正体だと言えるのです。

言い換えれば、腰が痛い、腕が痛い、といったよく聞かれる体の痛みもどれも皆急速な老化現象である退行性変化の結果であり、細胞や神経の硬化がもたらす業だということです。

常によく動いている人。例えば、スポーツをしている人や山に登っている人、あるいはジョギングや毎日長時間歩いている人たちが比較的若々しく元気だということからしても、運動がいかに退行性変化と逆方向に働いているかがお分かりでしょう。

このような人たちはふだんから自然治癒力を最大限に発揮していて、病気や老化を寄せ付けないのです。

山深い渓流の水がきれいなのは、流れが早く、水が停滞していないからです。それに対して都会を流れる河川は生活排水が淀み、流れが停滞しているためヘドロ化しています。

私たちの体内もこれと同じで、肩こりや腰痛なども血液がヘドロ化している結果であり、老廃物を取り除くことができれば、血液循環がよくなり痛みから解放されるのです。

しかし、そのことに気づいていない多くの現代人は、ヘドロ化した血液をさらに汚すような食事や生活習慣を続けていると言えるのです。

私は病気を患っていた頃には、まさにその悪循環に陥っていました。

毎日三、四人の医師から出される山のような薬を飲み、一日に鶏卵六個以上を食べるようにとの医師の言葉を忠実に守り、すき焼きを一日に二回も食べる。そんな過剰なタンパク、カロリー偏重ははなはだしいものでした。しかも、静養ということから、毎日寝たままの状態で体を動かすこともしませんでした。その結果、目が見えなくなり、耳が聞こえなくなるという最悪の事態に陥ってしまったのです。

しかし、いろいろな研究者の本を読んで自分なりに勉強して、「病気とは自由に動けないときの副産物である」ということに気づいた私は、病は自分で作り出したものであることに思い至ったのです。

偏食や運動不足によって体内が酸化し、生命力維持に必要不可欠なビタミン・ミネラルが極度に不足、それによって退行性変化を促進させていた。何重にも重なった病に身を覆われ、その中から脱出する方法を必死で探っていった結果、やっとそのことが理解できたのです。

病ほど人間を退嬰的にさせるものもありませんが、病ほどよく物事を考えさせるものはありません。

退行性変化を調整しない限り、病は心身を蝕み続け、救いの道は訪れません。

また、お釈迦様が言った『聡明で知恵なき人に病がある』との教えは三〇〇〇年後の今もなお生きています。

『学んで行うことの知らぬ人が病人だ』と子思は言いました。

要するに、自然の法則から反した生活習慣の結果が病気であり、そのバランスを回復させることができない人が病人になってしまう、という意味です。

言い換えれば、病は心身のバランスの崩れを教えてくれているということです。

病気を患っている人は、この真理を謙虚に受け止める必要があると思います。

それを謙虚に受け止められれば、眠っていた自然治癒力を自ら働かせることができるからです。

先人の知恵に従えば、自分が崩したバランスを自分で立て直すことが肝心であり、誰でもそれができるということなのです。

残念なことに、今の医学は病気を生命を破壊する大敵、とんでもない侵入者であるかのように捉え、あらゆる手段を講じて徹底的にやっつけることを目的にしています。

しかし、私はそのように闘争的になって命を消耗させるようなやり方は愚かなことであると思います。

病気を敵と見なすのではなく、調和を取り戻すチャンスだと捉え、自分の中にある自然治癒力を引き出すための自助努力こそが最も大切だと思うからです。

ここで、私が病気から学んだことがらについて記させていただきたいと思います。

ぜひ、病の床に伏している方にもその真意をご理解いただきたいと思います。

〇
病は偉大なる導師である
感謝と報恩と追求心を忘れると
幽界の門が開くのに気づかない。

〇
健康だと思っている人は
案外若死にするが
病の洗礼を受けた人は

真の健康を保持することに工夫と努力をする。
○
健康とは与えられるものではなく
自ら勝ち取るものである。
○
真の健康は
退行性変化を調整することなしには得られない。
○
病は苦しむから寿命を縮める
そうではなく
生命延長の補強手段だと
信じることである。
○
病を味方とせよ
そうすれば克服するごとに
魂は飛躍する。

○
病を克服することのできない人は
病こそ幸せへの導きだと信じ得ない
病によって
幾度も幾度も苦錬の修業を
つまねばならない。

○
何事も苦もなく得るものは
間もなく崩れ落ちる
病は何より
よき修業である。

退行性変化と病気の関係

私は自分の体験に基づいて、退行性変化を調整することを目的としたさまざまな病気に対応する二〇〇種類の運動法を考案しました。この足助体操を発表してからすでに六〇年が経ちます。

寝床でできる運動法として考案した足助体操は、私自身が起きようとするときの痛さ、寝ていても痛みで身の置き所のなかったことから、「寝る」を「練る」に転化することから生まれたものです。つまり、寝床を心身を練る所と捉えたわけです。

この体操は当初はあまり反響がなかったのですが、近年は各病院などで心臓の悪い人や術後の患者さんたちにも勧められるようになりました。このように、絶対安静という病院や医師が少なくなってきたことは喜ばしいことだと思います。

ですがその一方で、私たちを取り巻く環境汚染は悪化の一途を辿っており、体内に溜まった有害物質の除去に一層の努力を傾けない限り、退行性変化に拍車がかかり、急速に老化が進んでしまうことははなはだ由々しきことです。

さらに、退行性変化がもたらす弊害は、食物や四季の移り変わり、そして、心の持ち方によっても大きく左右されます。

一口に病気といっても、主なものでも数千以上あると言われており、原因もさまざまです。

ここでは内科的疾患に限って退行性変化との関係について考えてみたいと思います。

主な内科的疾患の原因は、退行性変化によるものと活性酸素によるものに大別できます。

体内に過剰に活性酸素が増えると、高血圧や糖尿病などのいわゆる生活習慣病の原因となります。

退行性変化による内臓疾患の主な原因は食物にあります。毎日どんなものを食べているか、そして、腸の中がどのような状態になっているかが、体全体の働きに直接関わってくるのです。「第二の脳」と呼ばれる腸は病の源泉とも言える非常に重要な臓器です。

小腸に原因している病は、心臓、肝臓、頭痛、腎臓、眼病、筋腫などで、大腸に起因している病気は、鼻の諸病、肺結核、肺ガン、肝臓ガン、胃ガン、子宮ガンなどガンに関係のある諸病のほとんどです。

ガンに関して言うと、私の実体験では、退行性変化によって局所的に細胞が萎縮したときに発ガンし、活性酸素によってガン細胞が増殖するのではないかと思います。

ガソリンに水を混ぜては自動車が走れないのと同じで、血中に不純物があればあるほど生命現象に異常が現れるのは当然です。

腐敗（酸化）しやすい物を食べず、腸が一〇〇％の働きをしているなら、血液のタンクである肝臓に異常はみられないはずです。また、多少食物の摂り方に問題があったとしても、腸の働きが充分であったら血液の鮮度が保たれて、心臓や肝臓にまで悪影響は及ばないでしょう。

たとえ胃に障害があったとしても、胃は食べ物の通過駅のようなもので、目的地である大腸に萎縮・狭窄がなければ、食べ物が無事通過して異常症状が現れることはないのです。

したがって、腸に異常がある場合には、血液生産を低下させて生命力を下げ、腸内酸欠状態を招いて結果的に病を引き起こしてしまうのです。臭いオナラはその兆候です。

大腸は他の臓器には見られないほど極端に変形しており、万人が皆異なります。それだけに自分で腸内環境を整えることが必要になってきます。

実際、一〇年以上結核療養所に入れられて起きて歩くことができない人に足助体操を勧めてあげたところ、元気で働くことができるようになりました。

結核とはいっても、大腸が正常に働くようになれば、それほど長く患うような病気ではないのです。結核はすぐに良くならないというのは、退行性変化を度外視して病所のみを攻撃することを重視してきた現代医学の思い込みに過ぎません。

病は自由に動けないときに起きる現象ですから、硬化しているところを柔らかく融和することでその現象は解消され自由に動けるようになるのです。それが自然の法則に沿った療術であり、あくまで調和を目的とした自然療法だと言えるのです。

さて、いまや人生八〇年が当たり前のような時代になりました。

ですが、いくら寿命が延びても余りにも多くの細胞が萎縮・硬化して体のあちこちが痛み、病院通いが日課になってしまっては何のための人生かわかりません。

真に豊かな老後を送るためには、まず真の健康を取り戻すことから始めなくてはなりません。

そのためには、適度な運動と、退行性変化に拍車をかけている食生活を見直すことです。

食べ物は、動物性食品や人工的な添加物が含まれているような加工品は避ける必要がありま す。できるだけ無農薬・無化学肥料で育てられた生野菜や発酵食品を摂るなどして、腸内細菌のバランスを図るように心がけたいものです。

たとえ四〇歳未満の人でも、肉体年齢は高齢者と変わらない人も少なくありません。年齢は若くても足腰の痛みを感じることがある人は、すでに高度の退行性変化が現れているということを知っておくべきでしょう。

私は、これまで足助体操の普及活動を通じて数多くの病人と接してきましたが、病気を患った人は大きく二つのタイプに分かれることを実感しています。

一つは、探求者や哲学者となるタイプ。

このようなタイプは、病気を通して、人生の難問に対して解決の糸口を発見する能力を身につけることができます。

もう一方のタイプは、幽暗の世界の迷走者となる人です。

こちらは、病気の原因と解決法を外にばかり求め、結果的に狂瀾怒涛のような人生を送ることになります。

いわば聖なる道と狂なる道の二つに分かれる。そのどちらの道を歩むかは、食べ物と運動、そしてそれを見極める心のあり方によって決まるのです。

第3章 腸が健康の決め手

腸の構造と働き

現在、一般に知られている腸の構造と働きは、次のようなものです。

人間の腸は消化管の胃と肛門の間にあり、十二指腸から始まって肛門に終わる全長約七～九mの管で、大きく小腸と大腸に分けられます。小腸は十二指腸、空腸及び回腸、また大腸は盲腸、結腸及び直腸に分けられます。小腸は長さが約五～七mあり、腹腔の中の大部分を占め、食物の消化と吸収はほとんどここで行われます。大腸は小腸より直径が大きく、長さ約一・五mの管で、水分はここで吸収され、固形の老廃物が排出されます。

食べ物が口に入ってから便に出てくるまでにおおむね一日から二日かかります。この食べ物を口側から肛門の方へ送る働きを、蠕動《せんどう》運動と呼びます。蠕動運動は腸が順番に収縮、拡張を繰り返しながら内容物を送っていく運動です。

しかし、腸の長さに関しては、明治から昭和二〇年前後の教科書などには身長の二倍半（四m前後）と書かれていましたし、昭和四七年頃には一三m説まで登場したほどバラツキがありました。

このことは、すでに人体の仕組みがすべて解明されているわけではなく、医学的な定説も時代と共に変わることがあり、現在の定説が一〇〇％正しいとは言いがたい可能性を常に秘めているということです。

現に、大正時代の初めに提唱されたカロリー学説は戦前、戦中を経て今も栄養学の中心になっていますが、今日では高カロリー食が健康を損なう恐れがあることや、単に栄養素だけでなく農薬や添加物の害を考慮する必要性があることなどから、徐々に低カロリー食や粗食が健康によいことなどが知られ、ブームを巻き起こすほどになっています。

カロリー満点の料理を食べ続けた結果、さまざまな病に苦しめられるようになって、やっと反省できる時代になってきたと言えるのかもしれません。

このように、健康を考える上で、現代医学の常識にも問題があるということが何人かの研究者によって指摘されてきているのです。

腸は健康のバロメーター

古今東西、健康のもとは按腹にあると言われ、日本でも白隠禅師や貝原益軒先生などが腹を整えることが無病長寿の道だと説いてきたにもかかわらず、やっと最近になって、腸内環境を整えることが重要であると指摘されるようになりました。

もはや、腸が単なる胃の付属物だとの考えは一掃されるべき時代だと言えるでしょう。

しかし、余りにも気づくのが遅すぎたと言わざるを得ません。

腸内環境の研究なしにはガンも心臓病も全治する方法はなく、老化の最大原因もここにあるのです。ですから、まずお腹に手を当てて腸の状態を知ることです。

少しでも硬く感じる箇所があれば、それを融和するために、恥骨から臍《へそ》の下までの直腸を十数回程度繰り返し指圧し、次にS字結腸部を指圧してみてください。ただし、あくまで押すだけにして、手を前後左右にずらさないように。

腸と各臓器の関連するポイントは、イラスト①に示しました。

イラスト②は、退行性変化が激しい人の結腸の状態を示したものです。

ご自身で疑わしく思った方は仰向けに寝て両足を立てて、下腹の恥骨の上の左側S字結腸に手を当ててみてください。硬いものに触れたら結腸が狭窄している証拠です。手を当ててもわからない場合は、親指で押してみると、狭窄している場合には必ず硬いものに触れるでしょう。

毎朝、快通快便の人は問題ないかもしれませんが、多少でも異常のある人はほとんどこの部分に狭窄があると考えられますし、ガンのある人もこのような状態になっています。

腹部に問題がある場合は、できれば誰かに指圧をしてもらうとよいでしょう。

その場合は、施術者が患者の左側に座ります。

そして、直腸から臍の下までの三箇所から五箇所ぐらいのポイントを、指の腹ではじめは柔らかめに、最後の一押しは強めに四～五回繰り返します。肩の力を抜いて行い、揉んだり撫でたりしないように注意します。
①直腸は直角に押し、これを充分に繰り返した後で、次に直腸の横側から三～四回押圧。
②次に右側に位置を変え、直腸、S字結腸、下降結腸、横行結腸を押圧。
イラスト③は、私が腫瘍を作った頃の大腸図です。

健康になってから、あえて実験的に一年間運動をやめ、高カロリーの動物性の食事を摂り続けた結果、腫瘍が発生したのです。

このことから、常に整腸運動を続けることの大切さがご理解いただけるかと思います。

誰もが皆種々雑多な大腸をしていますが、ガンの人は例外なく大腸が硬化しており、たびたび手術をした人の大腸も萎縮しています。

ご自身で疑わしく思った方は仰向けに寝て、右手の親指を左側の恥骨の五cmほど上に当てて、左手で左足をもって右胸の方に曲げてみてください。もし、鉄棒のように硬いものに触れたなら大腸が萎縮・硬化している証拠です。わかりにくい場合は、親指で強く押してみるとすぐにわかります。

男性であれば、毎朝親指と人指し指で輪を作ったほどの太さの三〇cm程度の便が出ていたら大腸は健全です。ちぎれたり、異臭があったり軟化した便であれば、腸に異常があると考えられます。

毎日手を大腸に当てる習慣を続けることで、その日の体調や健康状態がわかるようになりますので、健康管理のためにも腸に手を当てる癖をつけられることをお勧めいたします。

結核も退行性変化が著しい病気の一つですが、結核で何年も療養している人の下行結腸やS字結腸は小指ほどの細さになっている場合もあります。

ガンや糖尿病など慢性病患者は、皆大腸が萎縮しているとみて間違いありません。

腸が変形している場合は、手当て法や指圧だけでは原形に近い状態まで戻すことはできません。何十年かかってそうなったものですから、気長に運動によって萎縮を解いていく心構えが必要です。

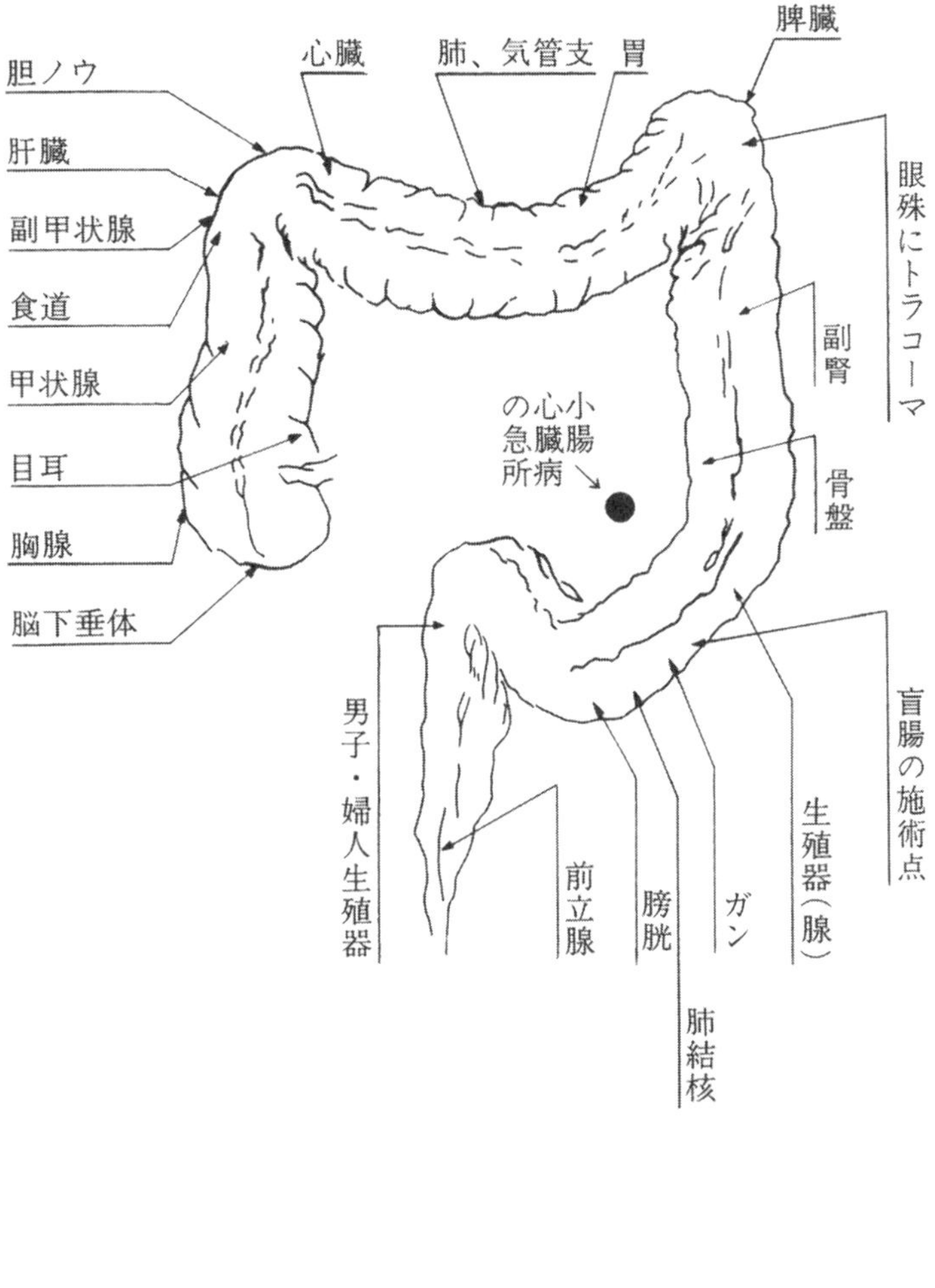
胆ノウ
肝臓
副甲状腺
食道
甲状腺
目耳
胸腺
脳下垂体
心臓
肺、気管支
胃
脾臓
眼殊にトラコーマ
副腎
骨盤
小腸の心臓急所病
盲腸の施術点
生殖器(腺)
ガン
肺結核
膀胱
前立腺
男子・婦人生殖器

①

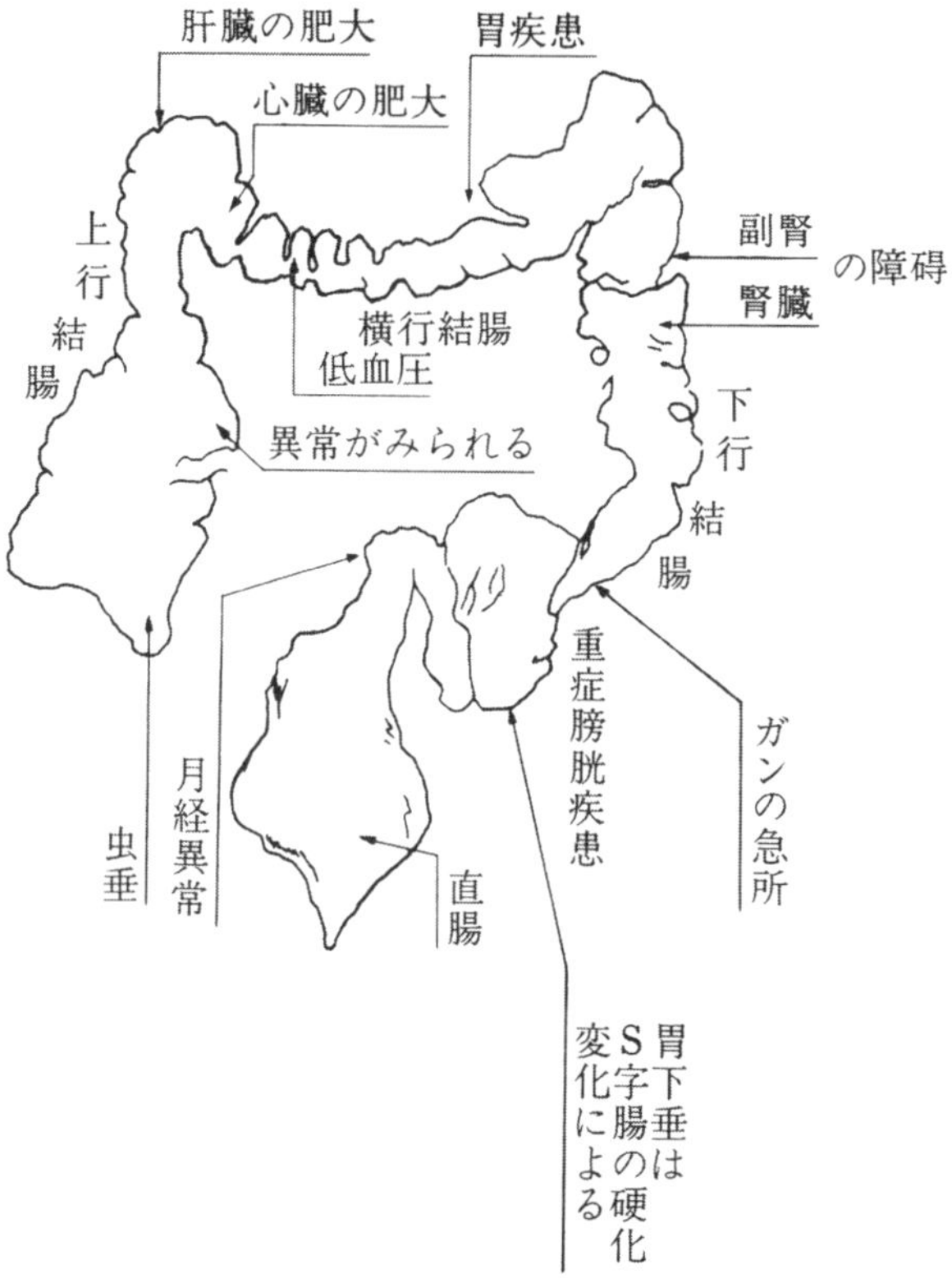

肝臓の肥大
胃疾患
心臓の肥大
上行結腸
副腎
の障碍
腎臓
横行結腸
低血圧
下行結腸
異常がみられる
重症膀胱疾患
ガンの急所
月経異常
虫垂
直腸
胃下垂はS字腸の硬化変化による

②

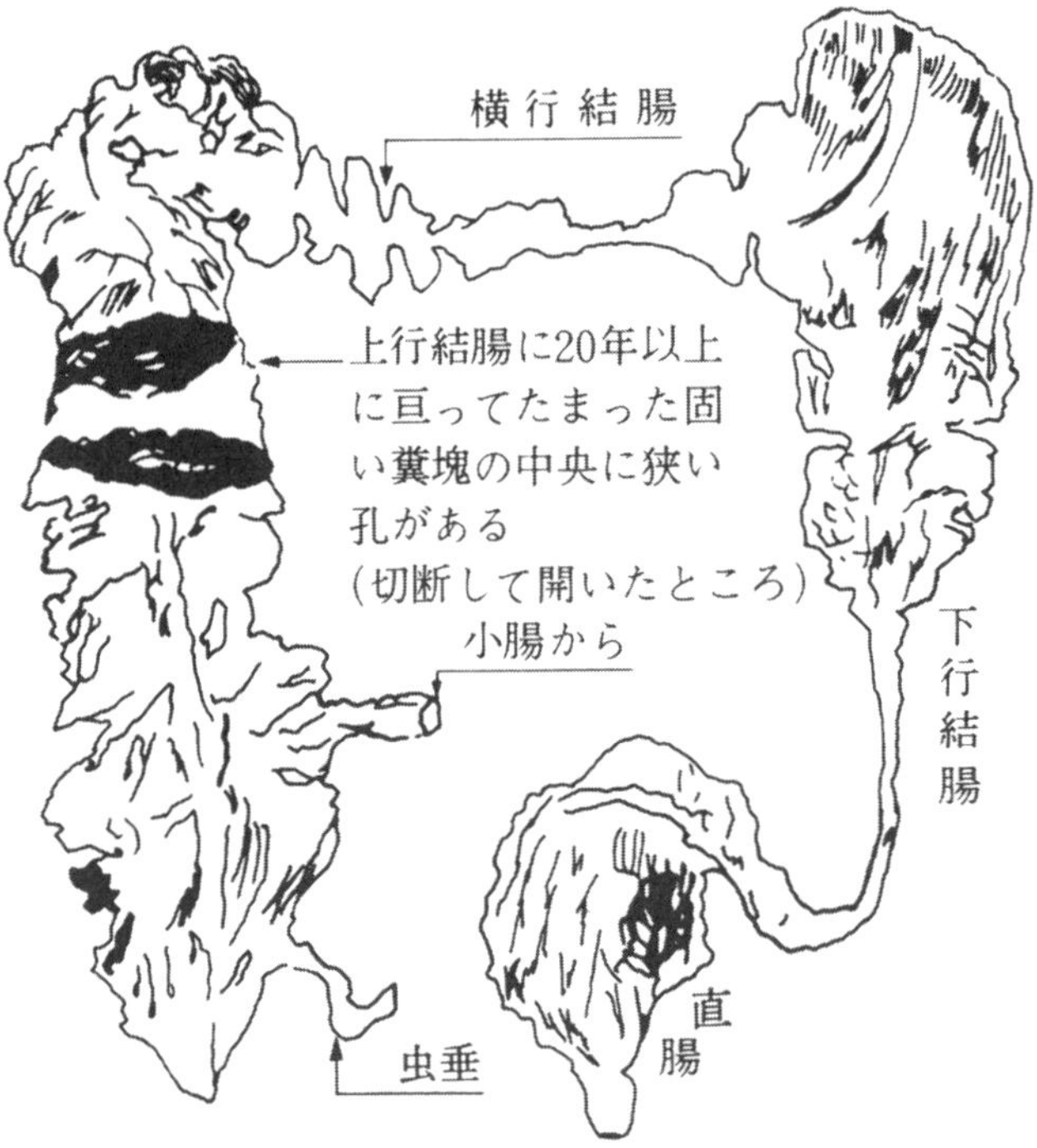
横行結腸
上行結腸に20年以上
に亘ってたまった固
い糞塊の中央に狭い
孔がある
(切断して開いたところ)
小腸から
下行結腸
虫垂
直腸

③

腸に関連した病気

潰瘍性大腸炎は原因不明だと言われていますが、この病気にかかる人の中には盲腸の手術をしている人が多いと考えられます。

盲腸に炎症が起きるのは、腸内に硬化が起きたためだと考えられます。それがさらに悪化して下行結腸が棒状に硬化し、S字結腸が扁平して直腸も硬化してしまう。その結果、腸が蠕動《せんどう》運動力を失い、食物の消化活動が損なわれて腐敗ガスが発生し潰瘍を引き起こす、というのが潰瘍性大腸炎ではないでしょうか。

その原因は、重金属などの有害な物質を含んだ食品の摂取や過度のストレスなどで、腸壁から栄養が吸収されなくなっているということ。

つまり、潰瘍性大腸炎は腸の中でさまざまな異変が起きており、まるで大都市の交通渋滞と同じで、交通がマヒしてパンク寸前の状態のようなものではないかと思います。

したがって、盲腸に気づいた時にS字結腸の硬化や癒着を解くような方法を講じれば、潰瘍性大腸炎にまで至ることはないのです。

それを、手術によって部分的に切り取ってみても対処療法に過ぎず、退行性変化による弊害は広がる一方です。

また、胃腸に問題があるとすぐに薬を投与しますが、これも非常に問題があります。

薬剤は退行性変化によって劣化した腸内をさらに傷つけ、腸内細菌のバランスを崩す恐れがあるからです。

腸内に汚れが蓄積されると、体は下痢という形で毒素を対外に排出しますが、薬物の刺激によってその機能も低下し、のみならず肝臓にまで悪影響を及ぼします。

つまり、薬剤の作用によって新鮮な血液の再生と供給を阻害してしまう恐れがあるのです。

ですから、まず腸の中を正常な状態に近づけない限り、肝臓も腎臓も正常に働かないし、毒素も排出されないということを知った上で、根本的な対処をする必要があるのです。

現代はあまりにも結果のみに目を向け、根本的な原因を探ることがおろそかになっているのではないでしょうか。

農薬や添加物の害

今から三〇数年前、殺虫剤などの多量に使われているカーバメイト系の農薬が、唾液や食品中に含まれている亜硝酸と反応すると、有害な物質に変化することが国立衛生試験所によって発表されました。

また、同じ頃、味噌などの保存料として最高一〇〇〇ＰＰＭまで添加されているソルビン酸、そして、ハムなどの発色剤として最高七〇ＰＰＭまで添加が認められている亜硝酸などが、大腸菌に突然異変を起こすことが明らかになりました。

以来、農薬や添加物が人体に及ぼす害について取りざたされ、近頃ではいろいろな警鐘がなされるようになりました。

このような時代背景を踏まえると、退行性変化を促進させてしまう要因は益々増えていると言えます。

ですから、私たちはできるだけ安全な食品を選ぶことで、少しでも退行性変化を調整し、意識的に腸内環境を整えていくことが必要なのです。

第4章 生命エネルギーと肉体年齢

生命エネルギー不足が病気を引き起こす

人間の全細胞は六〇兆。その三分の一が萎縮してしまうと強度の神経痛に悩まされ、過半数が萎縮すると完全に体の自由が失われると言われています。

この細胞の萎縮を防ぎ、老化を調整するためには、全体運動による全細胞へのエネルギー、栄養、酸素の供給が不可欠です。

これが若返りの秘訣でもあります。

一歩一歩の積み重ねが人生の長旅の始まりであるように、健康への道も一足飛びにはいきません。毎日地道に全身運動を続けることは容易ならざることではありますが、その一歩一歩が健康を確かなものにしてくれるということを肝に銘じておく必要があるでしょう。

足助体操の快通快便予備運動は、七〇歳以上の場合、最初は膝《ひざ》が床につかない人がほとんどだと思います。ですが、毎日続けることで二〇〇〇回以上できるようになり、そうなると自然に膝が床につくようになるのです。

いくら医学が進歩したと言っても、難病は増え続けています。

これは、食物や環境などの複合汚染による退行性変化を問題視してこなかった結果ではないでしょうか。

医学的に問題はない、と言われながら、あまりにも多くの人々が不快感や不調を訴えている現状。

にもかかわらず、薬物の害や退行性変化の悪影響について明らかにする科学者や医師はほとんどいません。まして、栄養、カロリー説の誤りについてもほとんどの人は知らされず、腸内細菌のバランスを壊すような薬剤を平気で取り、退行性変化を加速させる食生活を続けているのです。

繰り返しますが、万病のもとである退行性変化を調整するには、きれいな血の製造を阻害する腸の硬化を改善することが第一なのです。

腸を活性化するためには、心身を安定に保つための運動が不可欠です。

それもただカロリーを消費したり記録を追及するための運動ではなく、ホルモンを調整し、免疫を高める運動でなくてはなりません。

現在はさまざまな運動法がありますが、残念ながら、腸や副腎などの機能を高めるような退行性変化の調整を目的とした運動は極めて少ないのではないでしょうか。

しかも、病床に伏している人々にとっては縁遠いものがほとんどです。

静養というと、文字通り「何もしないで動かないこと」だと思っている人がほとんどではないでしょうか。

しかしながら、病気は生命エネルギー不足によっても起きるものなのです。

ですから、人間の健康という明るさを得るには、運動によって自らの生命エネルギーを増強する必要があります。ただ黙って寝ていては、腐敗による瘀血《おけつ》が体内に循環し、病気の悪化を招くとともに益々エネルギー不足に陥ってしまいます。

これまでご説明してきたように、生命維持の源泉は血液であり、エネルギーの製造所たる腸の調整が健康の第一歩であることを知るならば、病気を患っている人ほど血液の浄化と生命エネルギーの増強を図る必要があるのです。

生命エネルギーを発している腸の活動を高めるには、まず動くことです。

私が考案した足助体操は、すべてそのような考えに基づいています。

足首や腕、お腹、背中、首、頭等々、体の各部位を柔軟にし、どれも腸の活性化につながる簡単な体操です。

腸の活動が高まることによって、発電力が増強されます。それは、毎日実行されればすぐに実感されることと思います。病床でも無理なくできますので、ご自分の体力や体調を見極めながら少しずつ回数や運動法を増やしていかれるとよいでしょう。

その際に大切なことは、安全で新鮮な水を噛むようにしてよく飲むことです。

水を飲むことで体内に酸素補給を行い、腸の働きを助けることになります。

退行性変化によって劣化した腸の中は腐敗ガスが充満しており、有害な菌が潜んでいます。ですから、悪玉菌を除去し善玉菌を増やして腸内細菌のバランスを図るためにも、新鮮な水を補給することが大切なのです。

水が生命エネルギーを発生させる

人間の体の中で生命エネルギーを発生させるものは何かと言えば、その方法は三つあると言われています。

第一番目は、空気を吸うことで発生するエネルギー。空気から得られる酸素と体内にある水素が結合して水ができますが、その際に生命エネルギーを発生させます。

二番目は、食物を摂取することで発生するエネルギー。

三番目は、皮膚で発生するエネルギーです。日光を浴びることで皮膚にマイナスイオンが生じるのです。

もともと生きている人間は微弱なイオンを帯びていますが、体外から酸素や栄養素、太陽エネルギーなどを取り入れながら体内の水分と反応してエネルギーを発生させ、それを貯蔵し、さらに伝導線となって必要なエネルギーを各部位に提供しているのです。

体の六〇～七〇％を占めている水分は非常に重要なエネルギー源であり、水分不足が病気の大きな要因にもなっているのです。水分が充分でないといくら電気を起こしてもよく流れません。その結果、エネルギーが枯渇し、あちこちに痛みや故障が出てくることになるわけです。

アインシュタイン博士は、「物体はエネルギーの大きな貯蔵者である」と述べています。

こうした先達の言葉は、私たちの健康にとって生命エネルギーがいかに重要かを物語っているのではないでしょうか。

特に、最近になってようやく有名な「ルルドの水」等、水と健康の関係について取りざたされるようになってきましたが、水が体にいかに大きな影響を及ぼしているかを知っておくことは大切だと思います。

水の大切さを知った体験

私は、過去に水の大切さを知らなかったばかりに大きな過ちを犯し、悔いても悔いきれない辛い体験をしました。

昭和一九年のことです。私の長男が下痢になり、長期間にわたって下痢が止まらず、水を欲しがっていたのに下痢止め薬を飲ませただけで水を与えなかったのです。それまで、私自身が毎日六〇回余りの下痢を体験し、水を飲んだとたんにトイレに駆け込む状態だったために、長男にも水を飲ませなかったのです。

その頃私は、腸の働きや水の大切さについては全く無知でした。

その後、下痢をした時には水をぐい飲みするのではなく、よく口の中で噛んでから飲むとよいのではないかと思い、そうしてみたら、下痢をしたときも大丈夫になりました。その方法を何人となく実験してもらったところ、誰もが調子がよくなったのです。

これまでの私の経験によると、どうも下痢のように毒素と水分を共に体外に排出している場合には、水をがぶ飲みするのではなく、よく噛んで飲むようにすると生命エネルギーの流れをよくするように思います。逆に、便秘のように体内に毒素が溜まって外に出ない場合などには、がぶ飲みしたほうがよいようです。いずれにしても、水が健康に不可欠なことは私の周囲の人たちを見ても頷けます。

入院生活一八年でひんぱんに放屁をする人が、水をよく飲むようになってからめっきり回数が減り、臭くなくなったと本人だけでなく、奥さんも大いに喜んでいました。

また、かつて同世代の仲間たちと山登りをしたときに、ヘトヘトに疲れて家に帰り、その夜多めの水を飲んで寝た人と飲まなかった人では、翌日の疲れ具合が全く違っていたことがありました。

前者は何ともなかったのに、後者は腰が硬直してしまって階段の昇り降りができないほどだったと言います。

また、風邪で鼻水が止まらなくなったときなどは、多めに水を飲むとよいようです。

私が数人に実験的に勧めてみたところ、就寝時に水を四合（七二〇㎖）飲んだ人は夜中にトイレに起きることなく鼻水を気にせずに眠ることができ、三合（五四〇㎖）程度ですませた人は一回夜中に起き、二合（三六〇㎖）だけの人は三回起きた、ということがありました。

これは、おそらく体内に発生したガスを完全に止めるだけの酸素の量の違いではないかと思います。水分に含まれた酸素が多いとガスが抑制され、逆に酸素が少ないとガスが膨張してしきりに尿意をもよおすのではないでしょうか。

今や人体がイオンを帯びていることは常識になっています。

しかし、そのイオンを効率よく蓄電し、流すために水がどのような働きをしているかについては未だに研究が進んではいないようです。

ですから、今のところは生命エネルギーの発生の源となる水素や酸素を補給するために、どのような水をどれだけ飲むのがよいかについては経験知で推し量っていくしかありません。

もちろん、ミネラルが含まれた良質の水を飲むことがよいことは自明の理でしょう。

そして、酸素量が多いことも大切です。太陽石などの昔から多くの人たちに愛用されてきた各種の薬石も効果的だと言えるでしょう。

これまでの私の経験からは次のことが言えます。
①咳が出るときには、少量のミネラルウォーターを噛むようにして飲むと止まる。
②便秘症には、七〇〇〜八〇〇㎖をぐい飲みするとよい。
③下痢を止めるには、一〇〇〇㎖程度を数回に分けてよく噛んで飲むこと。
④ミネラルウォーターで目を洗う習慣をつけると老眼になりにくい。
水は命の母です。

そして、病気のもとは過剰な活性酸素であり、生命エネルギーが活性酸素を解素するためには水が不可欠です。

水をよく飲む人は顔が艶々しており、反対に水を飲まない人は顔が浅黒い。水をよく飲む子供は気力があり元気です。

従って、本当の肉体年齢というのは、実年齢ではなく、体内の腸の働き具合で見る必要があるのです。

いくら実年齢が低くても老人のような顔をし、気力がない若者が街にたくさんあふれています。一方、実年齢が高くても、気力・体力ともに充実して活発に動いている人も少なくありません。

人間にとってどちらが大切なのかは誰が見ても明らかでしょう。

問題なのは何年生きているかという実年齢ではなく、どのように生きているか、どんな心や体を維持しているかという肉体年齢なのです。

要するに、退行性変化の度合いが肉体年齢であり、それを調整することによって本当の若さを保つことができるということ。

そのための基本的な条件が、食べ物と運動、そして水なのです。

水は環境に恵まれた山の湧き水が理想的ですが、市販のミネラルウオーターでも水道水よりは無難でしょう。できれば、毎日飲む水はちゃんと水質検査がなされた安全性が高いものを選ぶとよいと思います。

ぜひ、ミネラルや酸素を多く含んだ良質の水をよく飲んで生命エネルギーの発生を高め、エネルギーの流れをよくし、体力・気力を充実させることをお勧めいたします。

その上で、次章でご紹介する体操（運動）を日々実行されれば、必ずやあなたの肉体年齢は実年齢に関係なく、若返ることができるでしょう。

第二部

足助体操の
特徴と基本体操

序章 体操を始めるに当たって

さて、ここまで読まれて、足助体操というのは、スポーツジムやリハビリなどで行う各種の運動とどう違うのかと疑問をもたれる方もいらっしゃるかと思います。

そこで、まずその点についてご説明いたします。

通常の運動では、呼吸循環器及び交感神経の応答から、体に負担の少ない昼の時間帯がよいと言われています。しかし、足助体操は布団の上で寝たままでき、心臓に負担をかけないので会話を楽しんだり考え事をしながら、朝でも昼でも夜でもできます。また、年齢に関係なく、自分の体力にあった動きをすればよいので長続きしやすい運動だと言えます。

特別な道具もいらず、毎日の生活の中で自分のペースでできるのです。

過激な運動は体と精神にストレスを与え免疫を抑制しますが、足助体操は適度な運動のため免疫機能を高めるのに効果的だと言えるでしょう。

基本としては、毎日三〇分から一時間程度実行することにより、全身の持久力がつき、生活習慣病の予防によいことが専門医によって確認されています。

少し専門的に言うと、体操を行うことで脂肪細胞が縮小し、インスリンに対する酵素が細胞の中で血糖分解してエネルギーを作り出します。

そして、交感神経からノルアドレナリンが、また、脳下垂体から副腎皮質ホルモンが分泌され、それらのホルモンが脂肪細胞に作用して分解を促進し、脂肪酸とグリセロールが遊離されます。このことによって、体内にエネルギーが発生するのです。

従って、足助体操は体力を消耗する運動ではなく、活力が得られる運動だと言えるのです。

肉体の弱い部分を強化する運動は何度も繰り返すことによって、効果が上がります。

体調のよくない人やお年寄りは、動きが多い運動をすると疲労したように感じますが、数日後には回復しますので安心して続けてください。ただし、決して無理はしないでください。

足助体操は、主に有酸素代謝によって体内にエネルギーが供給されるため、さまざまな生活習慣病に適していると言えるでしょう。

＜特徴＞

足助体操の特徴をまとめると次のようになります。

1. 場所をとらない（ベッドや布団の上でできる）。
2. 病人から健康人まで対象者が幅広い。
3. 特別な服装や履物がいらない。
4. 誰でも無理なく、毎日できて長続きする。
5. 肩・腰・膝などの痛みが解消し、可動性を強化する。
6. 消耗の動きではなく、エネルギーを起こす動きである。
7. ストレスによる不安を解消し、体調を整える。
8. 体も心も柔軟になる。

次に体操の進め方ですが、以下の点に注意してください。

＜注意点＞

1. 必ず体操の心得を会得してから始めること。
2. 決して無理な動きをせず、少しずつ回数を増やしていくこと（できにくいものはできる範囲に留め、体が弱い人は少し動かしては休む)。
3. 最初の一〇日間は準備運動的に行い、どれだけ自分に柔軟性があるかを確認するよう、ゆっくりと動かすこと。
4. 一〇日間経過した後は少しずつ、回数・時間・可動域を増やして動かしてください。
5. 運動中の呼吸は自由(自然呼吸)で、体操の最後に腹式呼吸を行うこと。
6. 関節に痛みの出る場合には、無理をせずに中止してください。

〈足助体操の心得〉

服装と道具

1. 体の動きを阻害しない、伸縮性のある薄くて軽いパジャマかトレーニングウェア、あるいは肌着を着用すること。
2. 畳やジュータンの上で直接行うと、皮膚を傷めたりすることがあるので、マットや布団の上で行う。その際、汗で布団を汚さないようにバスタオルやビニールなどを敷くなどして工夫すること。

3. 体の汗を拭くタオル、またはバスタオルを用意し、体操の途中に休憩をかねて汗を拭き取る（筋肉の疲労防止もかねる）。

体操を行う時間

1. 食事のすぐ後には避ける（空腹時や食間に行った方がやりやすく、体にもよい）。
2. 食後、または食べ過ぎたときにすぐにできる運動は腸の運動（快通快便予備運動）（9）のみ。
3. 毎日、あるいは少なくとも週三回は行うこと。

体操の順番

1. まず足首の回転運動（準備運動）（1）をし、その後は、自分の肉体年齢や症状など体力に合った順番で行う。
2. 最後は背伸び運動（38）で矯正すること。

体操前後の飲料水

1. 体操開始前に二〇〇㎖の水を飲む（体内の老廃物、重金属などを排出しやすくするため）。
2. 体操終了後に二〇〇㎖の［水＋三％梅漬け液または醸造酢］の複合水を飲む。
3. 疲労感があるときには、上記の複合水に五％の蜂蜜を加える。

第1章

基本となる運動

① 足首の回転運動（準備運動）
心臓強化　血圧の改善

1 仰向けに寝て両手を真上に上げバンザイをした姿勢で両足首を揃える。

2 足首を揃えたままで左回り（左から右へ）にゆっくりと大きく3回廻す。
次に右から左へゆっくりと大きく3回廻す。

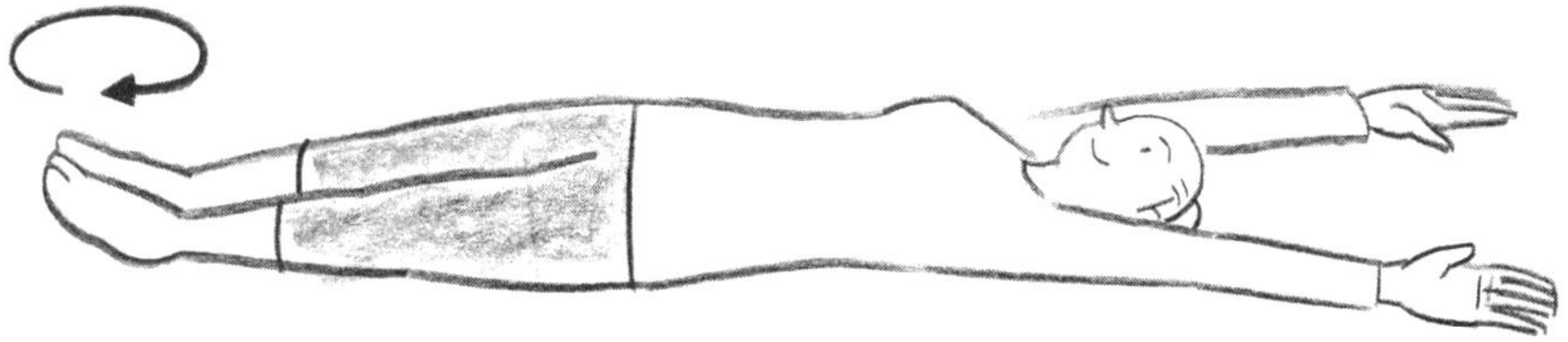

3 2）を1クールとして3クールから10クール繰り返す。

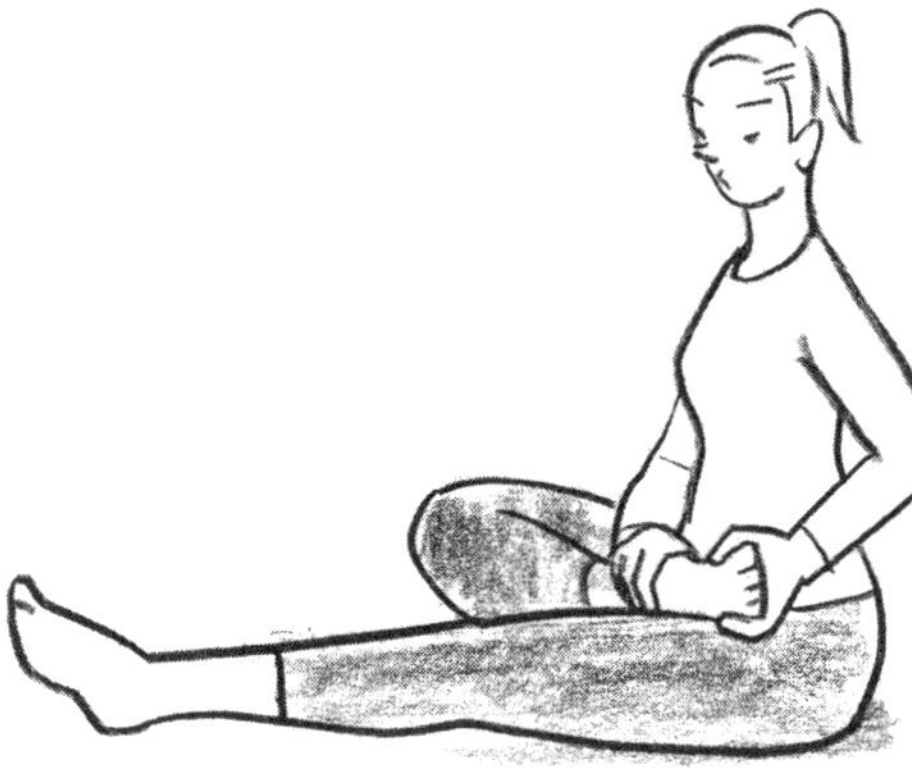

注意点

＊ 座った状態で行う場合は、足裏と手が
密着するように注意すること。
＊ 朝行う場合は、体を目覚ますために少し早めに廻すこと。
＊ 夜行う場合は、廻し返しはせずに同じ方向にゆっくりと廻すと安眠に効果的。
＊ 2人で行う場合は、左手で相手の足首を握り、右の手のひらを相手の足裏に密着させ、指で相手の足指をつかみ力を抜いて大きく廻す。

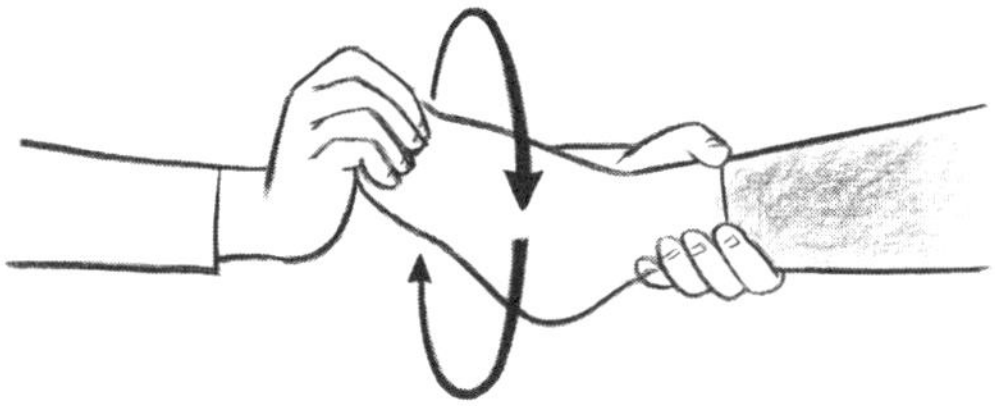

解　説

◎なぜ、足首運動が準備運動としてよいのか。
＊ 筋収縮により血行を促進させ、筋を温めることによって動脈を拡張させるため。
＊ 仙骨を動かすことによって姿勢を矯正するため。

② 寝たまま歩く運動
疲労回復

1 仰向けにバンザイをした姿勢で寝て両足を揃える。

2 膝は伸ばしたままで片方の足の指を上方（頭の方向）に、もう一方の足の指を床につけるように伸ばす。

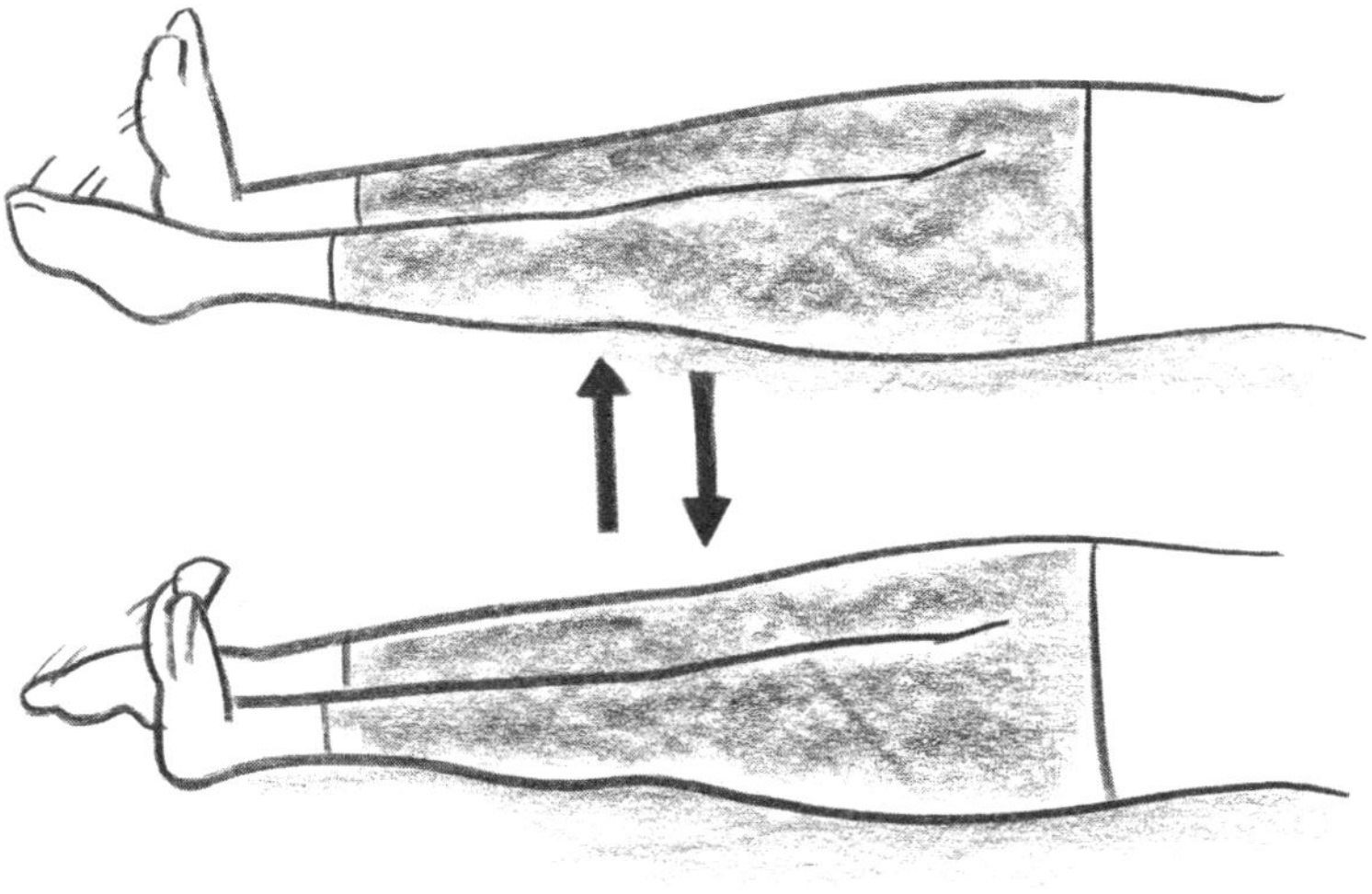

3 膝が曲がらないように注意し、歩くように左右の足を最大限に伸ばしたり縮めたりする。

3 足の8字運動
腹筋力・大腿筋の柔軟

1 仰向けにバンザイをした姿勢で寝る。

2 両足首を揃え、膝を曲げないように注意しながら左から右へ大きく8字を描くように廻す。

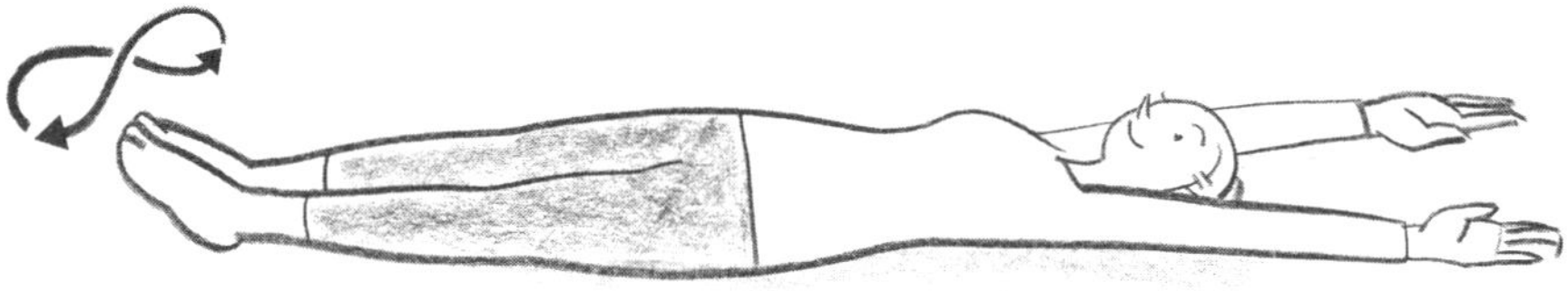

3 次に同じようにして右から左に∞字を描くように廻す。

4 次に両脚を床から45度上げ、足首を揃えて横に大きく∞字を描くように廻す。

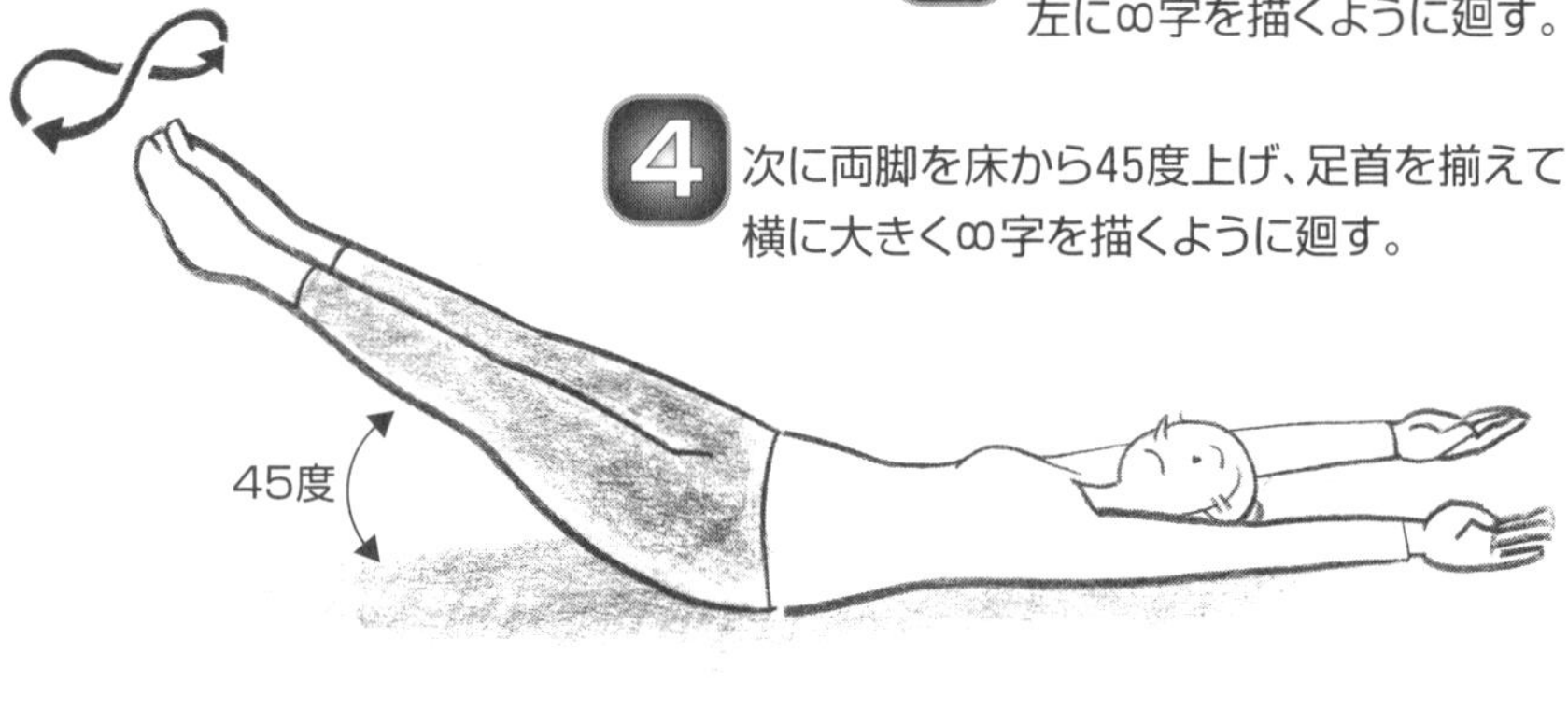

5 次に同じようにして縦に大きく8字を描くように廻す。

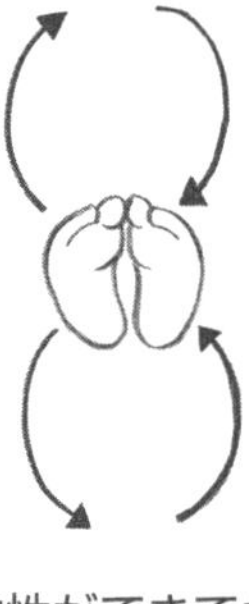

6 次に[2][3]の動作の時に、腰を浮かした状態で横に∞の字を描くように廻す。

＊ ただし、[4][5][6]は腰の柔軟性ができてから行うこと（腰痛の人は片足ずつ）。
＊ この8字運動は特に胸椎12番を刺激する。[2][3]は痔や頭痛によい。[4][5]は腹筋を鍛え、腰を柔軟にする。

④ 股関節の回転運動

1 仰向けに寝て両手を下げる。

2 片膝を曲げたまま股関節を中心にして片足を廻す。

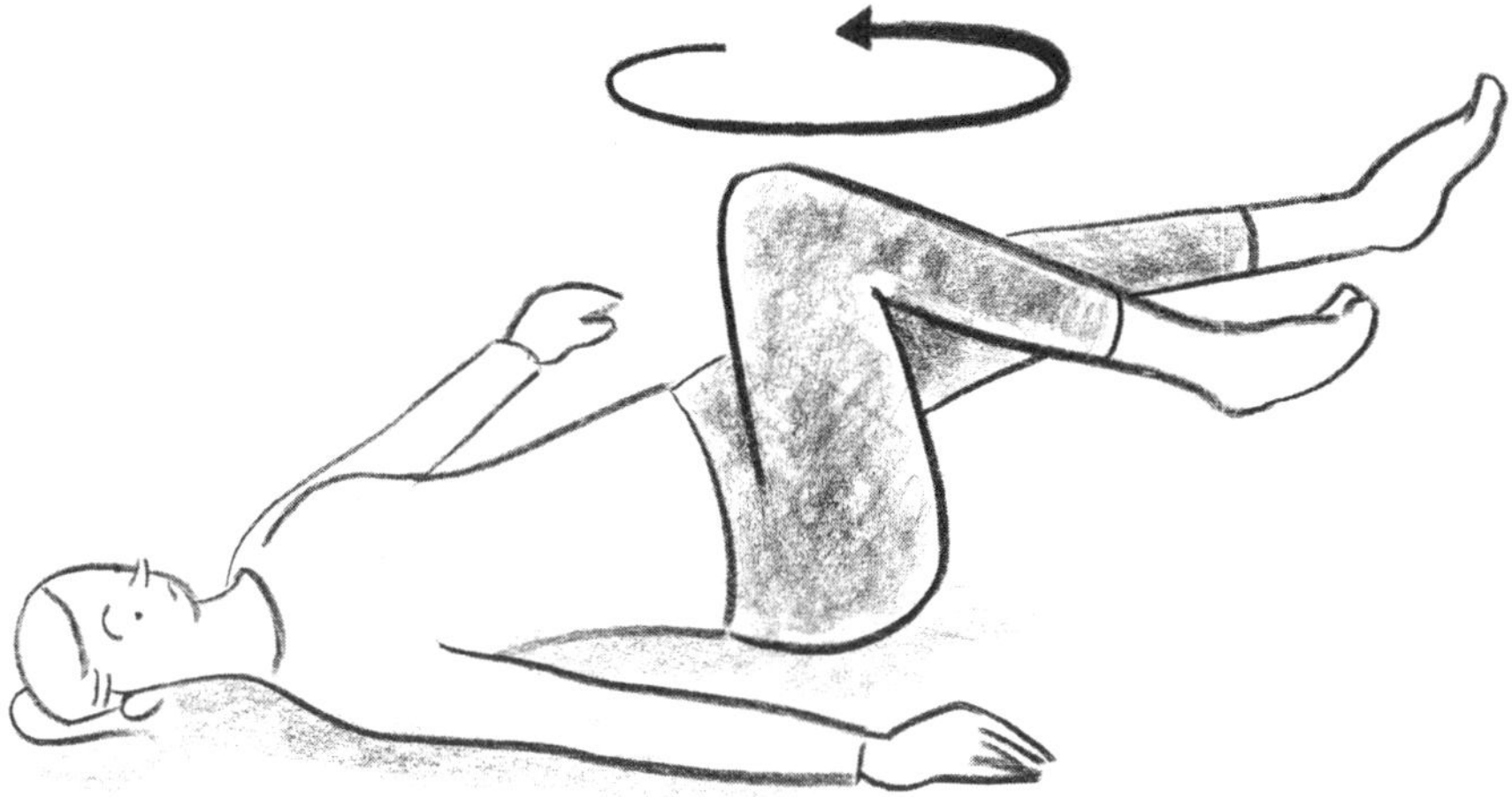

3 次に同じようにしてもう片方の膝を曲げ同じように廻す。

⑤ 足を浮かす
腹筋を鍛える

1 仰向けに寝て両手を下げる。

2 両足を揃えて床から5～10度上（空中）に浮かせる。

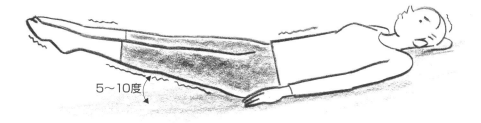

3 無理のない程度に両足を浮かせた状態を維持する。

＊片足ずつ行うと負担がかからない。
＊腰痛の人、腰の固い人は行わないこと。

⑥ 寝たまま走る運動

腸の癒着を離す　筋肉の活動を促す　便秘の改善　腰痛予防

1 仰向けに寝て両膝を立てる。

2 左手で左足指をつかみ、右手を左膝に当て胸に引き寄せる。

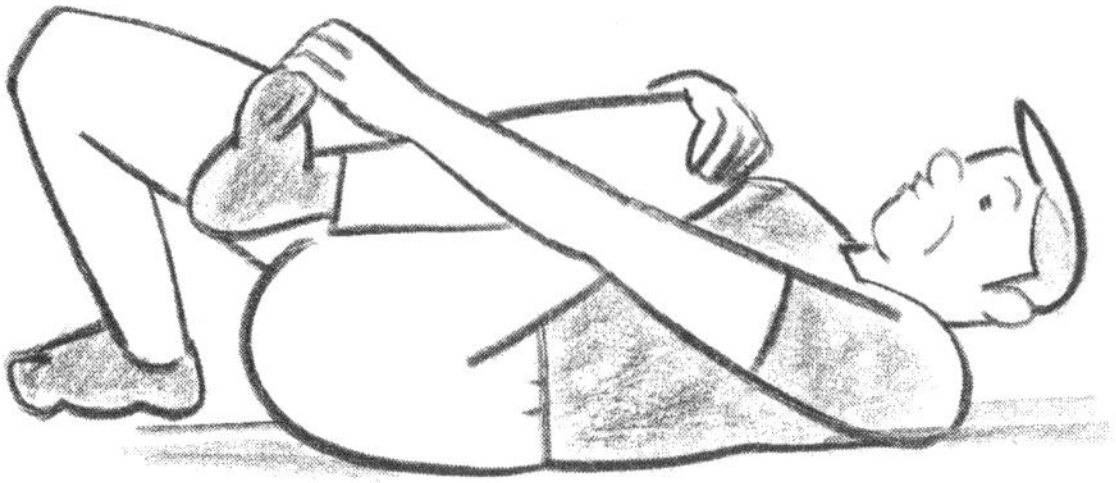

3 勢いよく右足を伸ばすと同時に、膝が曲がらないように右手で左膝を押しながら、左足を伸ばして頭の方に引き寄せる。

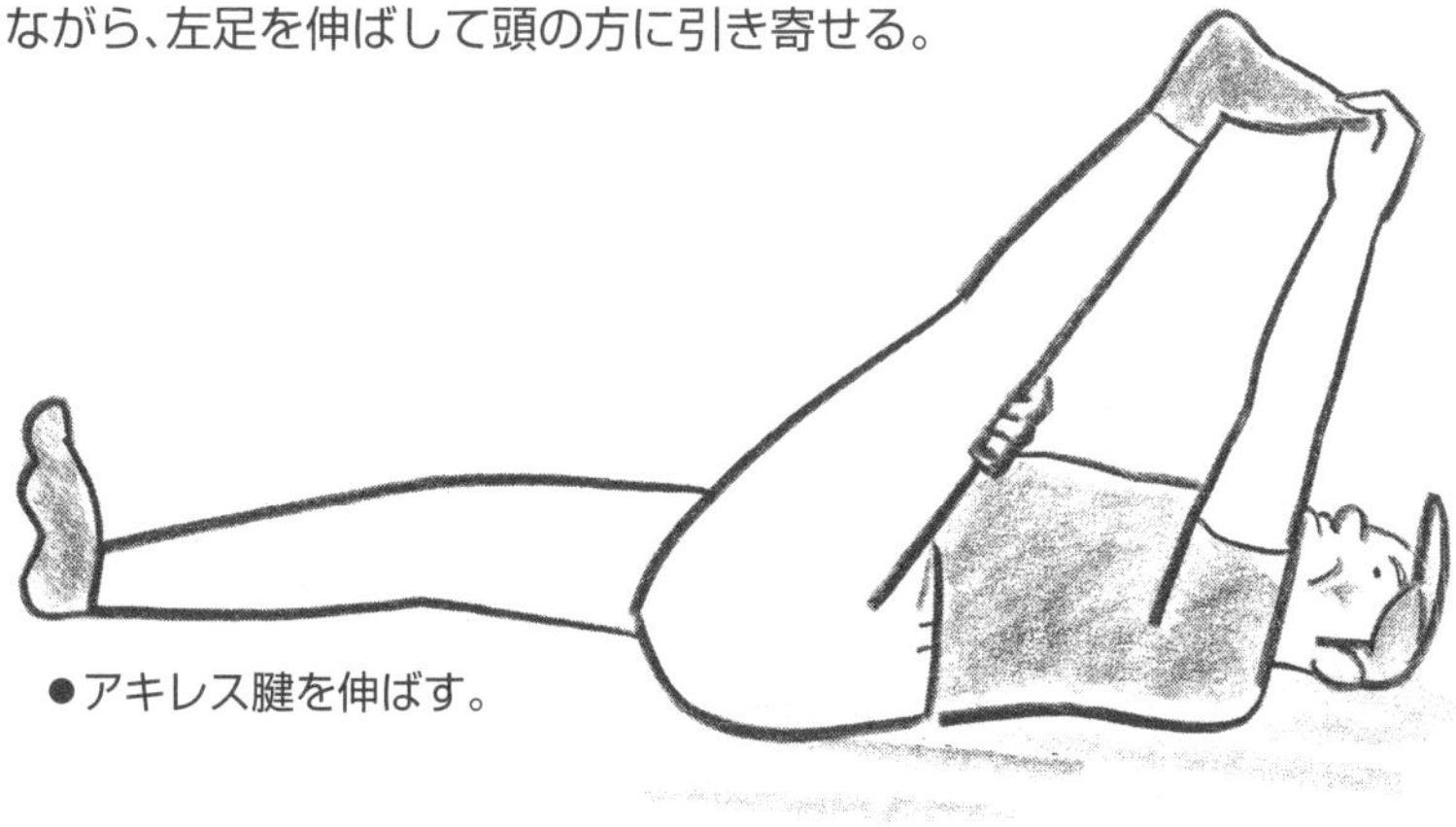

●アキレス腱を伸ばす。

4 この一連の運動を左右交互に行う。

＊最後に膝が伸びきらない人は、膝に当てた手をゆっくりと押しながら足の後ろの筋肉を伸ばしきること。足指をもてない人はタオルを足にかけて引っ張る。
＊この運動は胸椎、腰椎を刺激する。
＊老人や体が弱い人はゆっくりとした動作で行うこと。

⑦ 足首をもって膝を脇の下につける
腎の融和

1 仰向けに寝て両足を曲げて両手で両足の裏をもつ。

2 膝頭を両脇の下につくように曲げる。

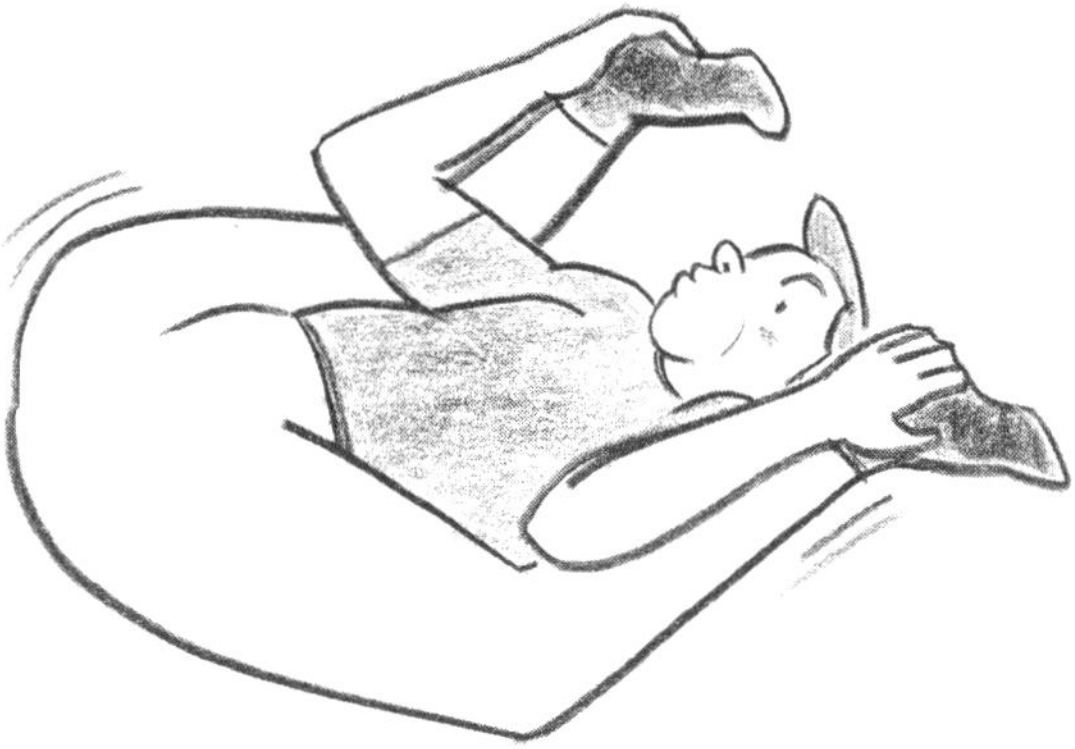

3 これができない場合には両足を曲げて両手で胸につけ、つくようになってから両足を徐々に外側に移動させる。

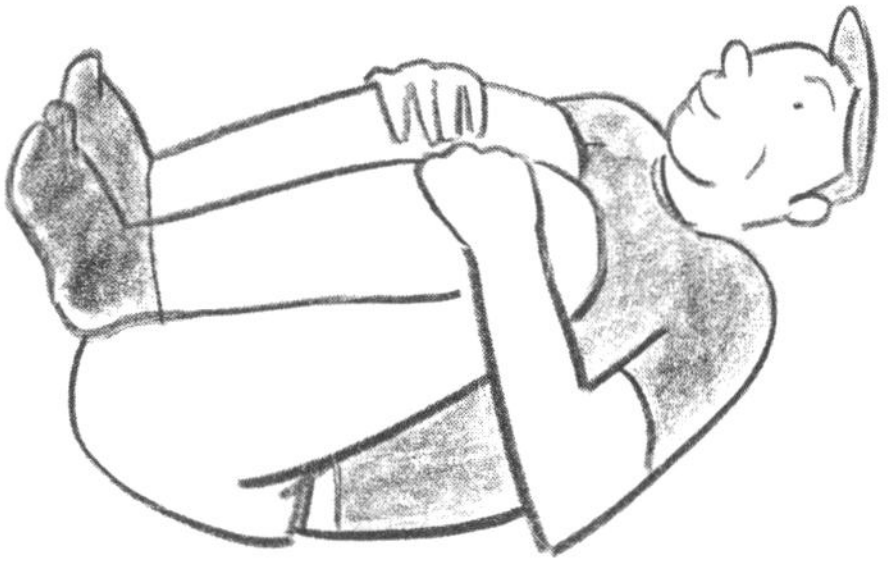

⑧ 足を上げる運動
大腸部の軟化　S字結腸の改善

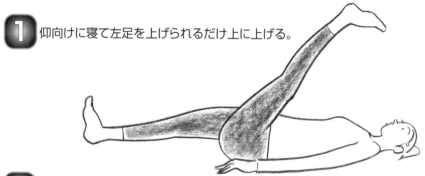

1 仰向けに寝て左足を上げられるだけ上に上げる。

2 はじめは20回くらいから始め、徐々に回数を増やして100回上げ下ろしをする。
3 100回できるようになってから、右足を30回（左足の3分の1の回数）上げ下げをする。
4 これができない場合は、足を床につけたままで左足を左側に、右足を右側に振る。

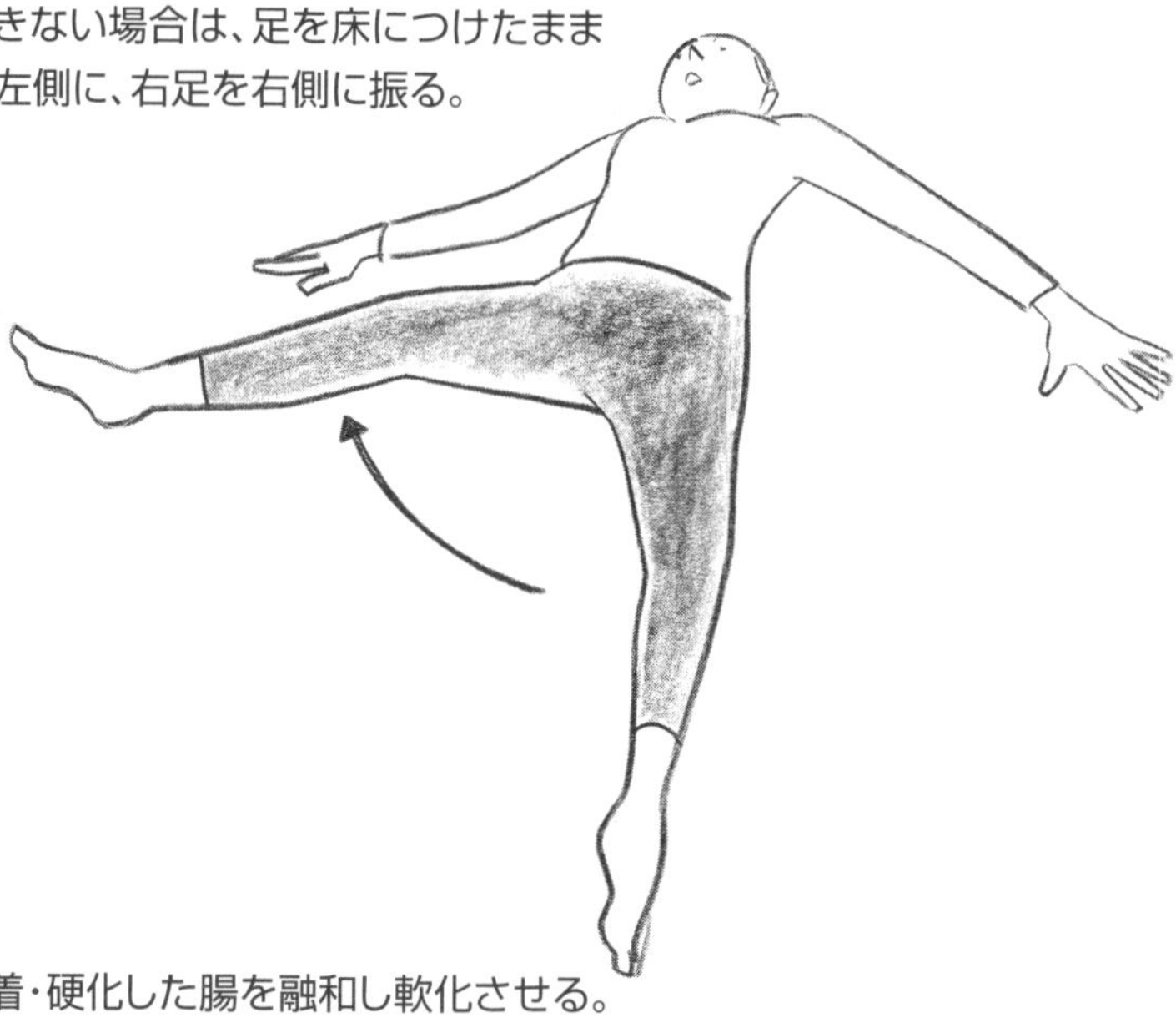

＊この運動は癒着・硬化した腸を融和し軟化させる。
＊S字結腸が細く硬くなっている場合、右足を上げると便が上行結腸に移行し腹痛を起こすことがあるので、それを改善するために念入りに左足上げを行うこと。
＊耳が痛いときには耳の中に指を入れたまま行うと耳にも効果的。
＊この運動は特に腰椎3番を刺激する。

9 腸の運動（快通快便予備運動）
腸の働きをよくする

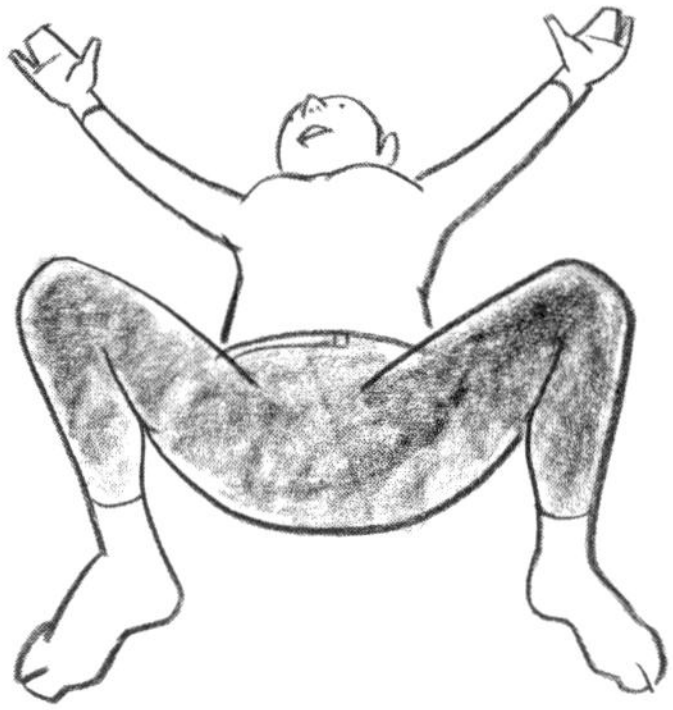

1 仰向けに寝て両膝を立てて左右に90度開く。手は少し斜めにバンザイをした姿勢。

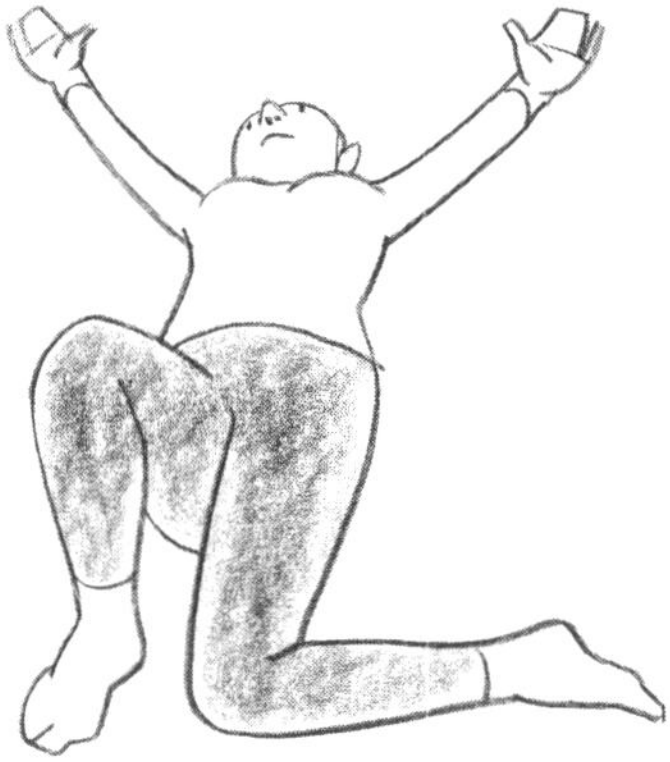

2 片方の膝を内側に倒してから戻す。

3 もう片方の膝を内側に倒して戻す。

4 以上の動作を徐々に回数を増やしながらスピーディに行う。

＊足首を腰に近づけると行いやすい。徐々に足をずらして行うとよい。
＊これは主に小腸を刺激する運動。大腸を刺激する場合は片方の膝を脇の方まで上げ、左右交互に繰り返す。これにより、上行結腸及び下行結腸を伸縮させ、快通快便効果が得られる。
＊この運動は胸椎9番、10番、11番、12番を刺激する。

⑩ 快通快便運動（膝の上下運動）
腸の働きをよくする　肩甲骨の硬化防止

1 正座したままで上体だけを仰向けに倒す。両手はバンザイをした姿勢。

2 この姿勢で両膝を上げたり下げたりする。

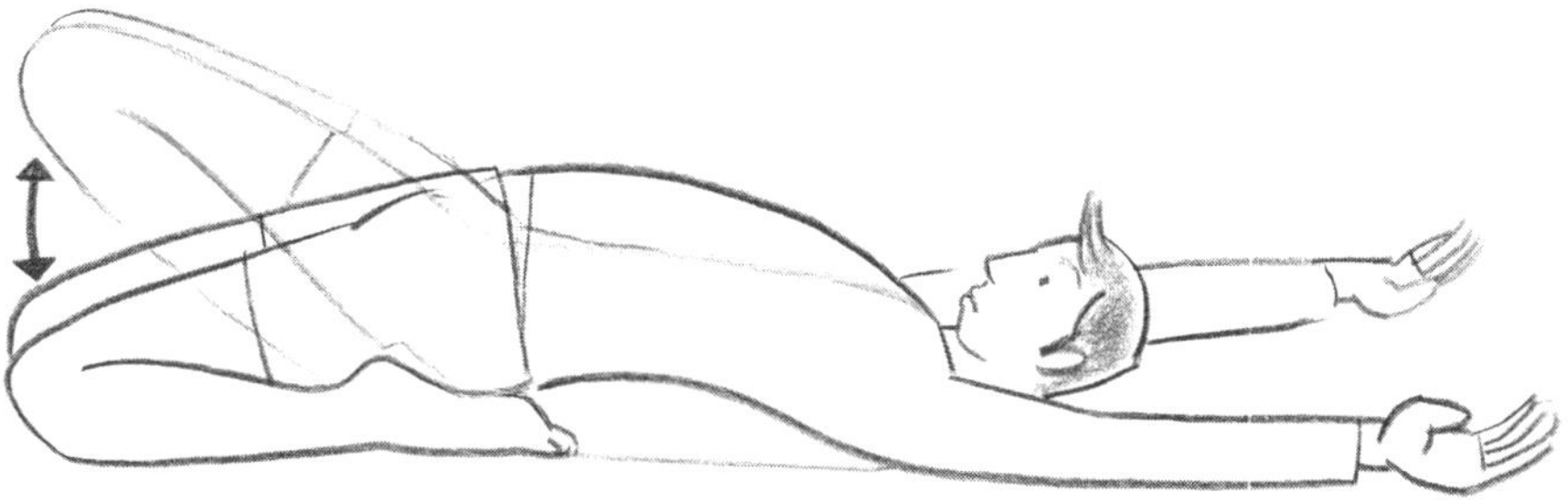

＊できない人は片足ずつから始めるとよい。
＊この運動は特に小腸と大腸を刺激し、肩甲骨の硬化を防ぐ。

11 お尻叩き
便秘の改善

1 うつ伏せに寝て左足の踵《かかと》で左腰を、右足の踵で右腰を交互に叩く。

2 うつ伏せのまま右足で左腰のでん部を、左足で右腰のでん部を、足を交差させながら叩く。

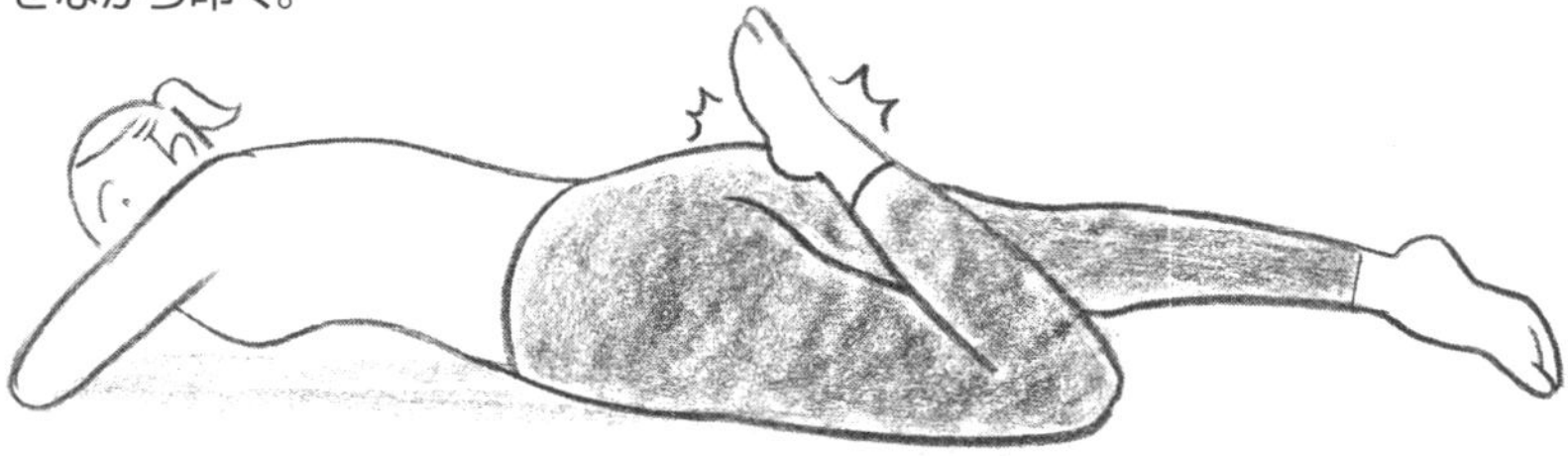

3 お尻を叩けない場合は、予備運動として左右の足を交互に上げる。

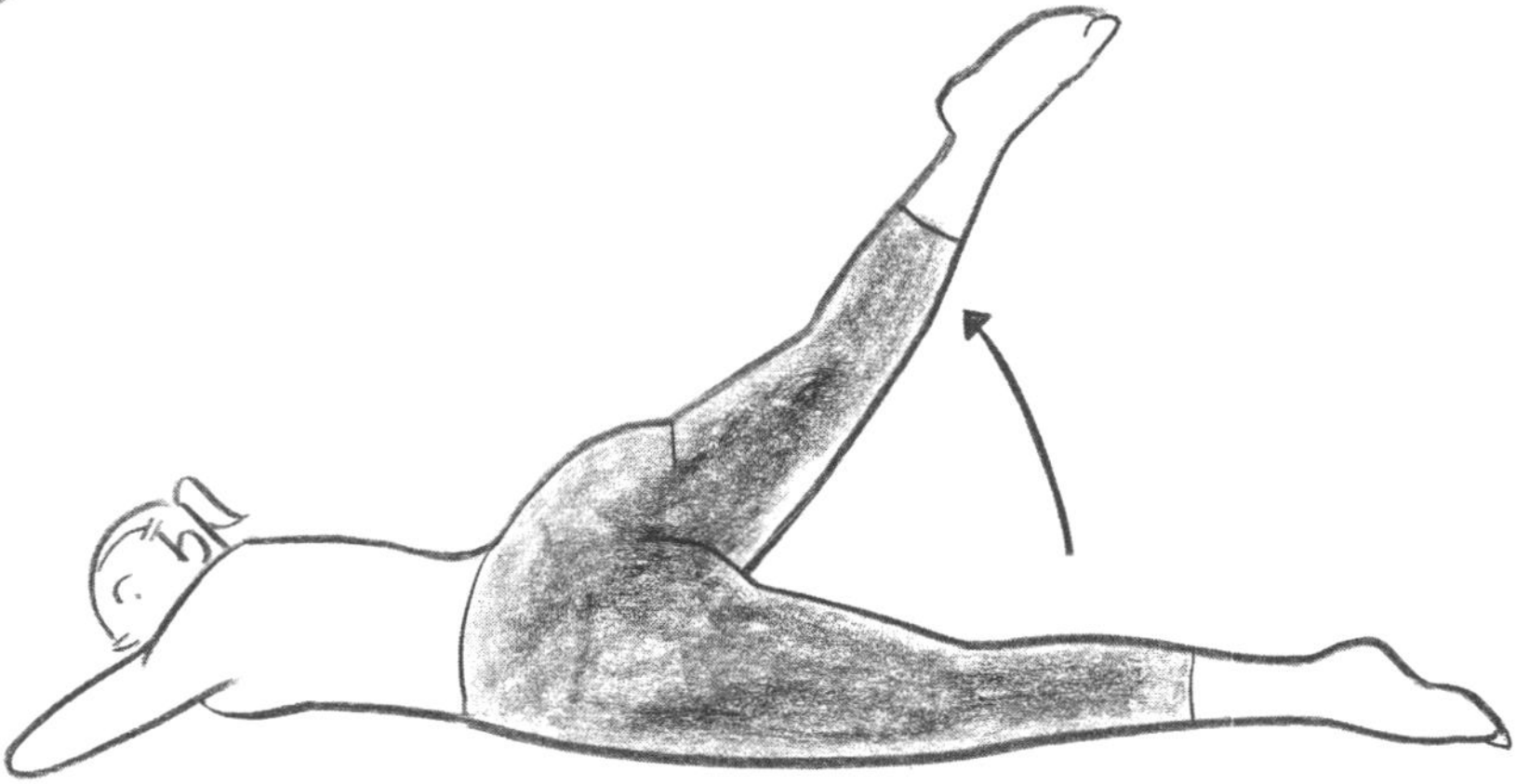

＊このお尻叩き運動は必ず足上げ運動の後にセットで行うこと。
＊この運動をした後はすぐに立ち上がらずに、寝たままの状態で少し休憩をすること。

⑫ 上体を反らす運動
胸椎・頚椎の矯正

1 うつ伏せに寝て両手のひらを床につける。

2 両手を床につけたまま上体を反らし、徐々に手を腰に近づけていく。

3 その姿勢のままで背中と頭を2、3回後ろに振る。

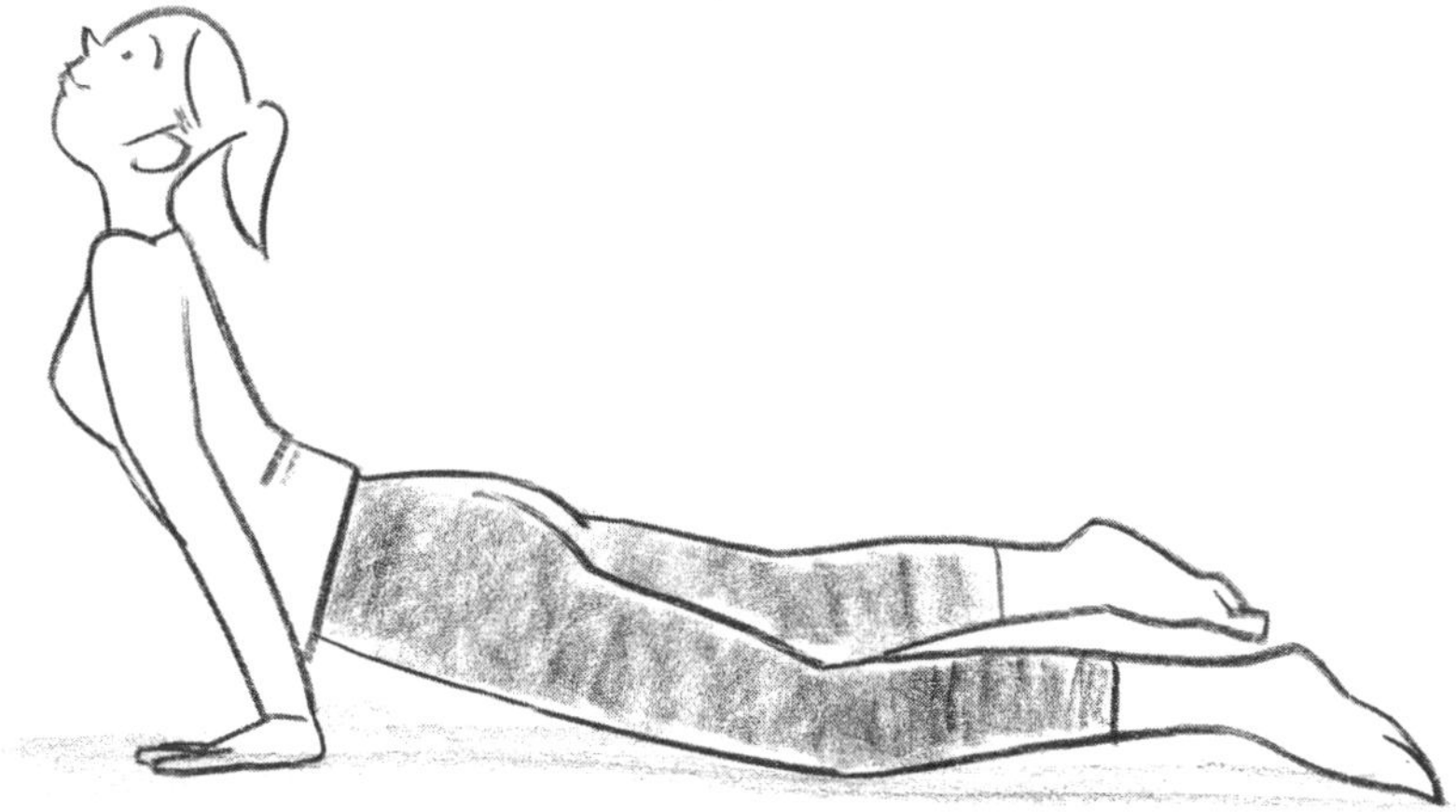

＊この運動は胸椎8番、頚椎7番を矯正し、副腎に刺激を与える。

13 横向き足上げ
股関節の動きをよくする

1 右半身を下にして横向きに寝て、左足をできるだけ頭の方に向かって上げる。

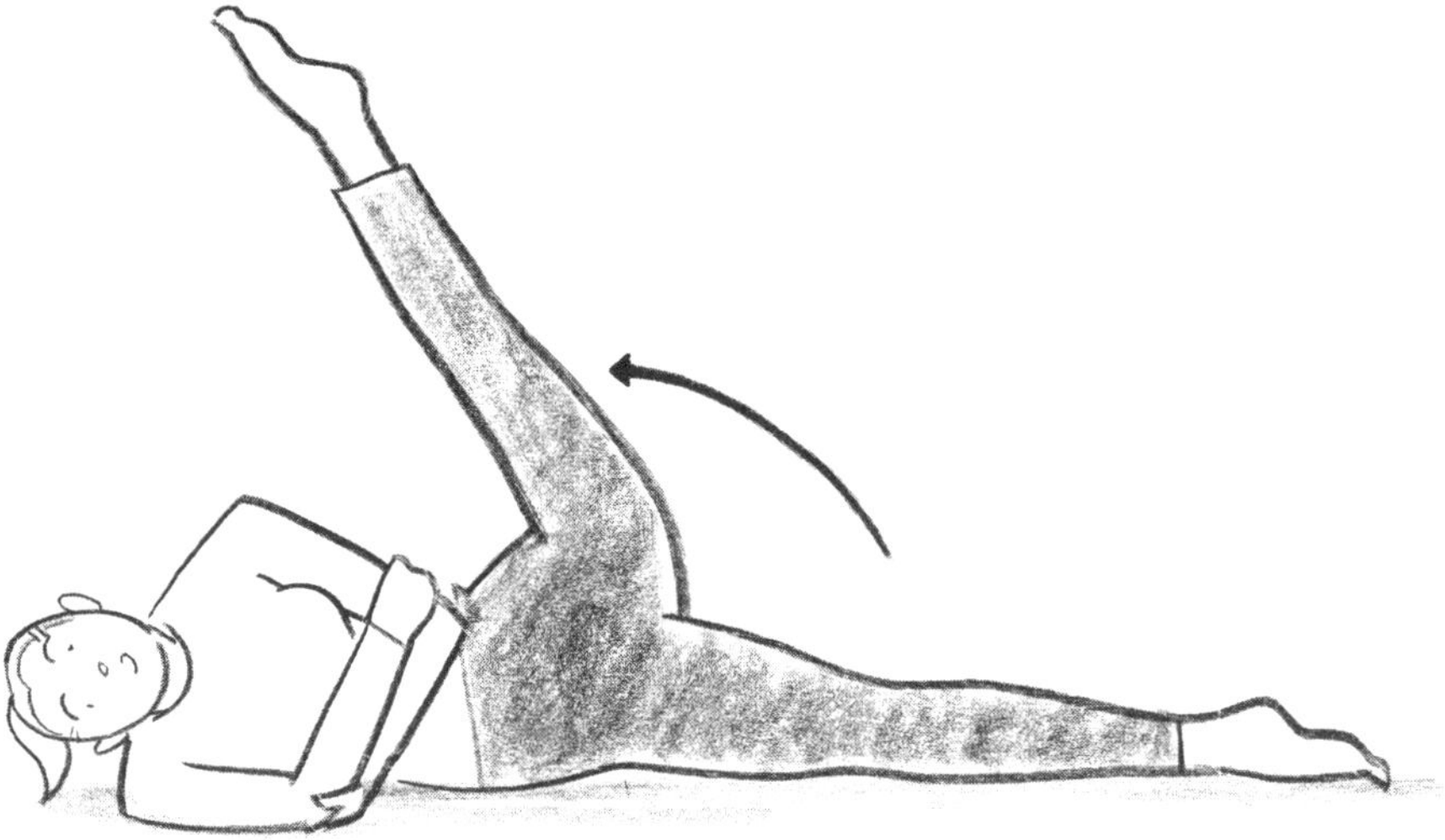

2 次に体の向きを反対に変えて、右足をできるだけ頭の方に向かって上げる。

＊この運動は股関節と大腸の動きをよくする。

⑭ 横向きで前後に足を振る
内臓の働きをよくする

1 横向きに寝て上側の膝を前に曲げて胸につける（もう片方の足は伸ばしたまま）。上側の手で曲げる方の足の甲をつかむ。

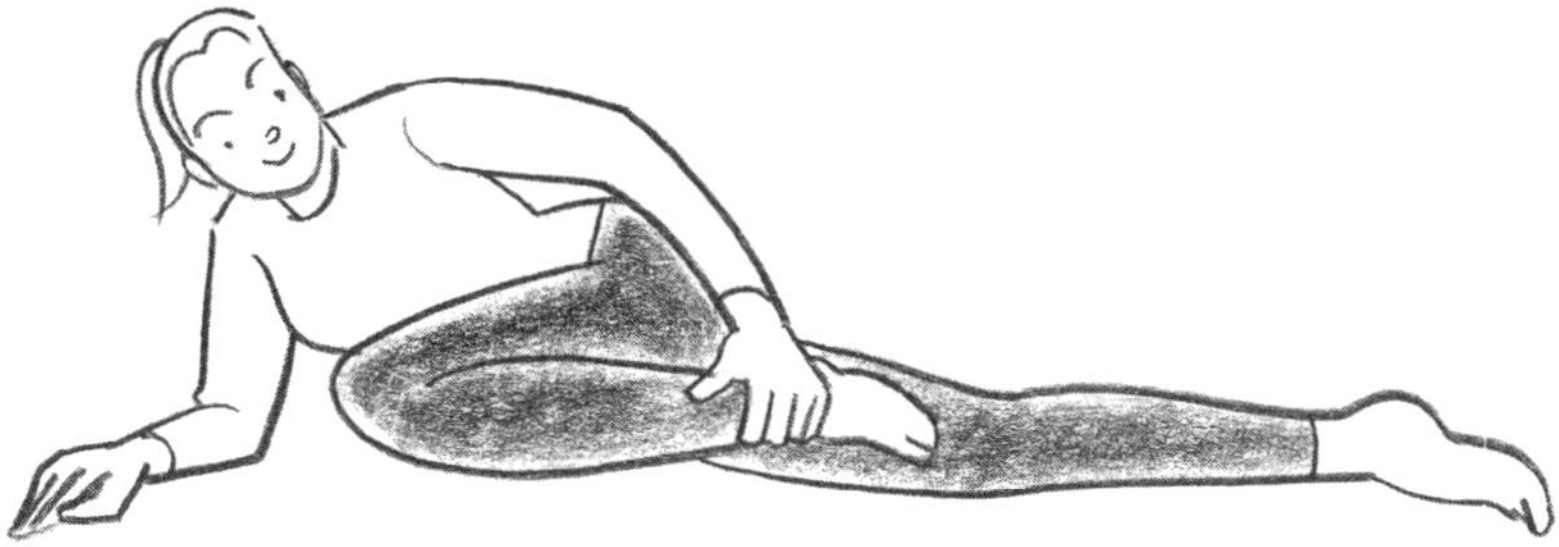

2 次に前に曲げた足をそのまま後ろに曲げ、お尻に当てるようにして反らす。

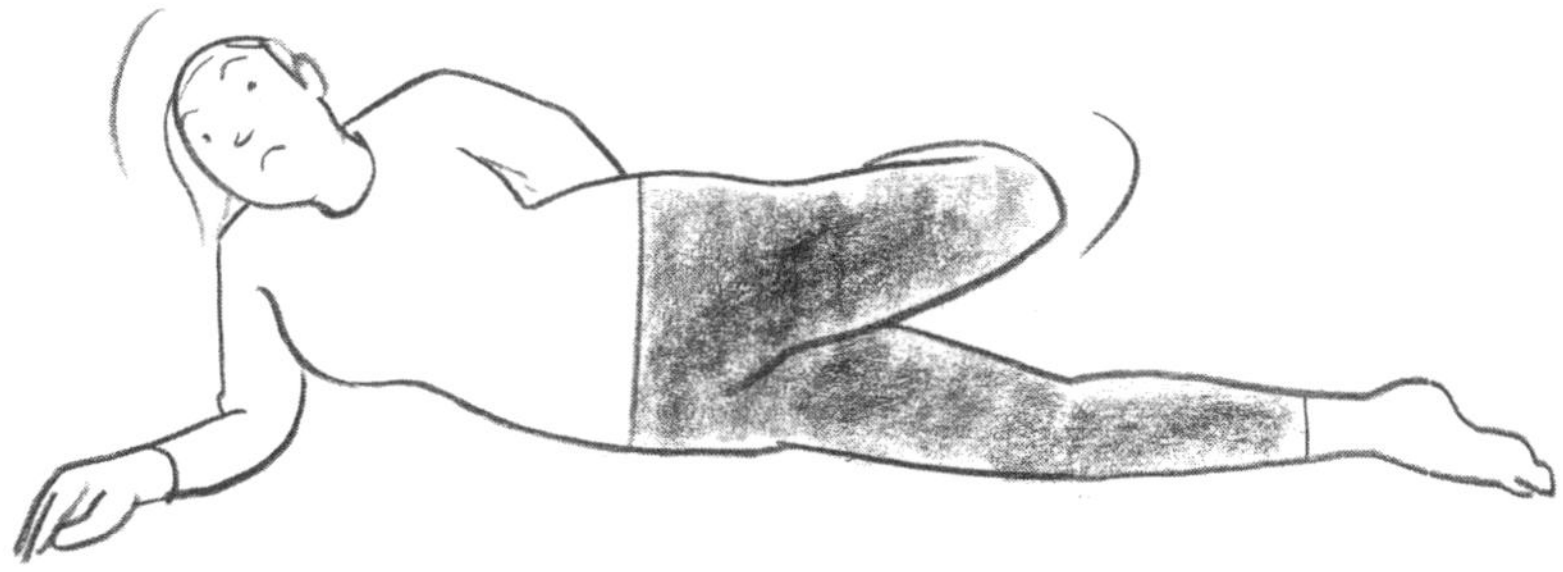

3 この動作を左右くり返す。

4 できない人は膝を曲げたまま前後に足を振る。

＊この運動は腹部及び骨盤部の内臓器官のうっ血を和らげ循環をよくし、血行をよくする。副腎の指圧になり、元気がでる。

15 足をもって歩く運動
全身の血行をよくする

1 座って足を伸ばし両手でつま先をつかんで腰を動かしながら前進、また後退する。

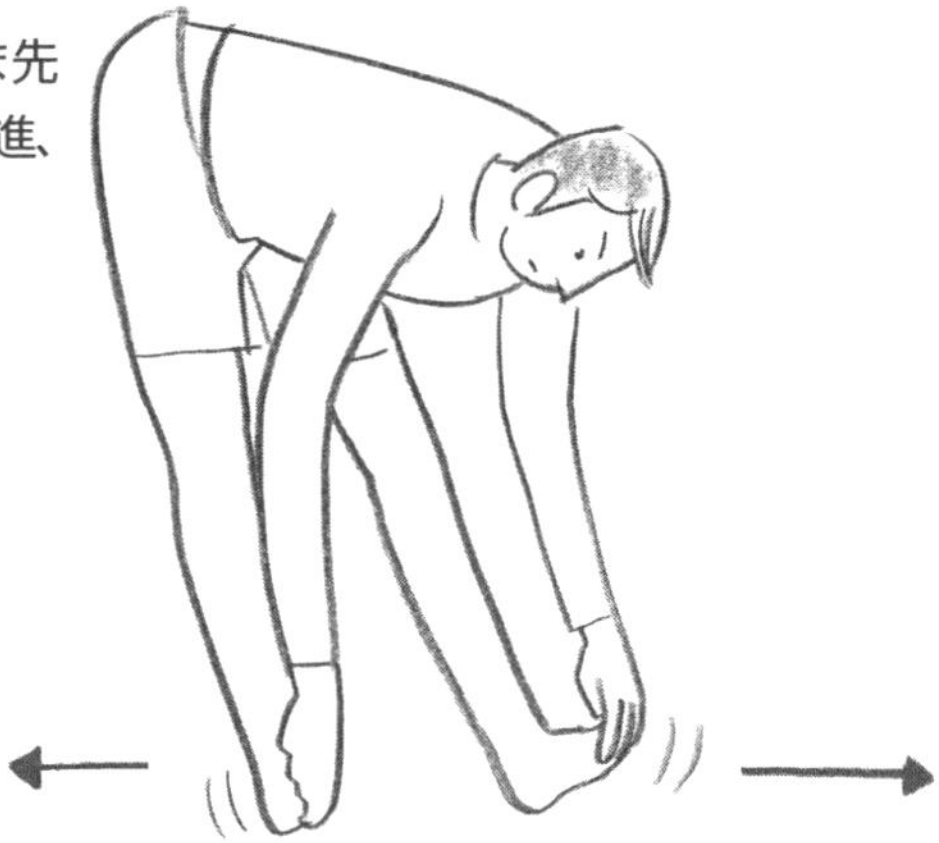

2 足がつかめない場合には両足にそれぞれタオルをかけ、タオルを握って前進する。

3 立ち姿勢で上体を曲げ両手で両足のつま先をつかむ。

4 足をつかんだまま（膝をまっすぐに伸ばして肛門を閉める）足を左右交互に出して前進し、次に後退する。

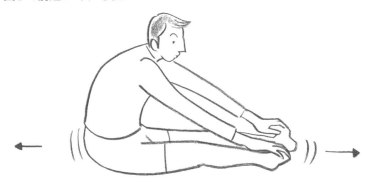

＊この姿勢で何歩でも歩くことができるようになると痔に効果があり、脱肛も改善する。全身の血行をよくし、腰を柔らかくするとともに足の疲れをとる。
＊胸椎、腰椎、仙骨を刺激する。

⑯ 握りこぶしの中に親指を入れる
歩行の改善

1 腰を床につけて両足を伸ばし、左右に少し開く。

2 片方の手で握りこぶしを作り、小指側の面を足首に密着させる。

3 もう片方の手で足の親指を押し曲げながら、握りこぶしの親指と人差し指の間に挟み込む。両足共に行う。

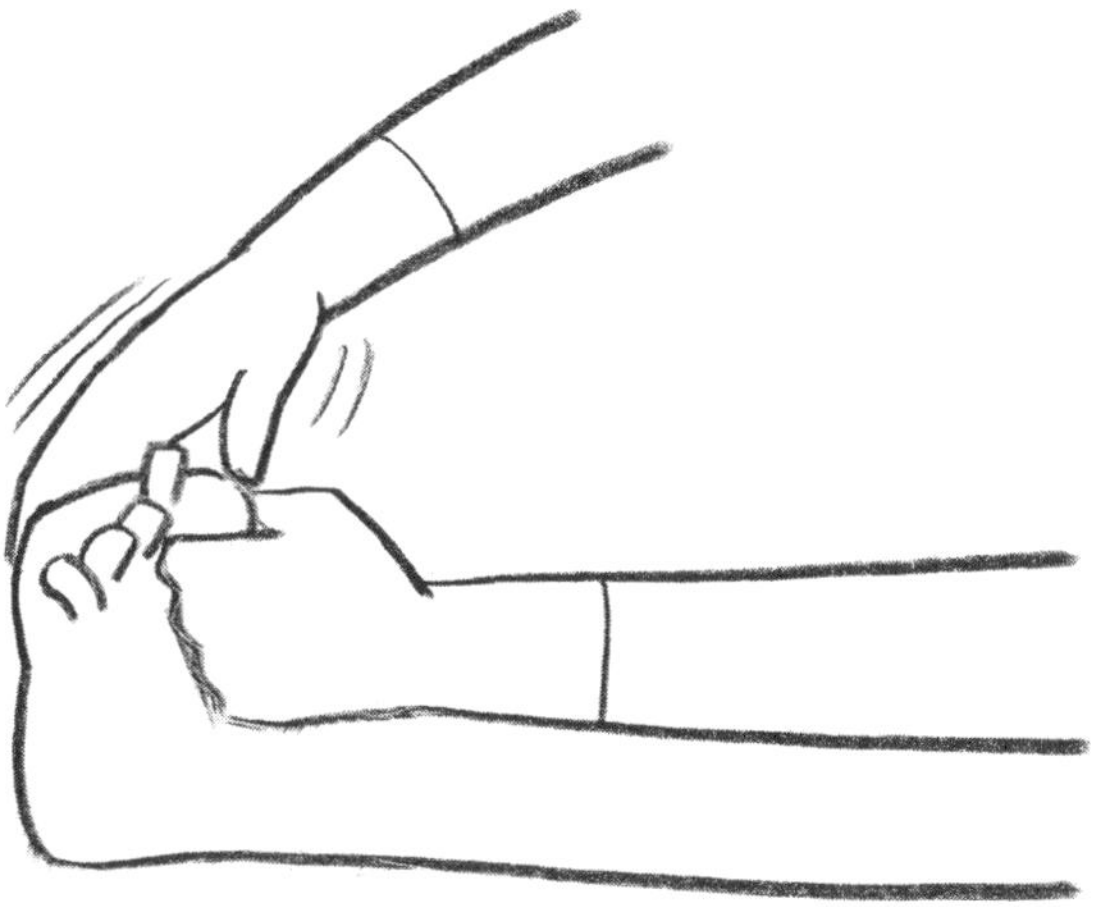

＊歩行が楽になる。

17 足の指を一本一本動かす
歩行の改善

1 腰を床につけて両足を伸ばし、左右に少し開く。

2 足の指を一本ずつ手でつかんで
前後左右に動かし、回転させる。

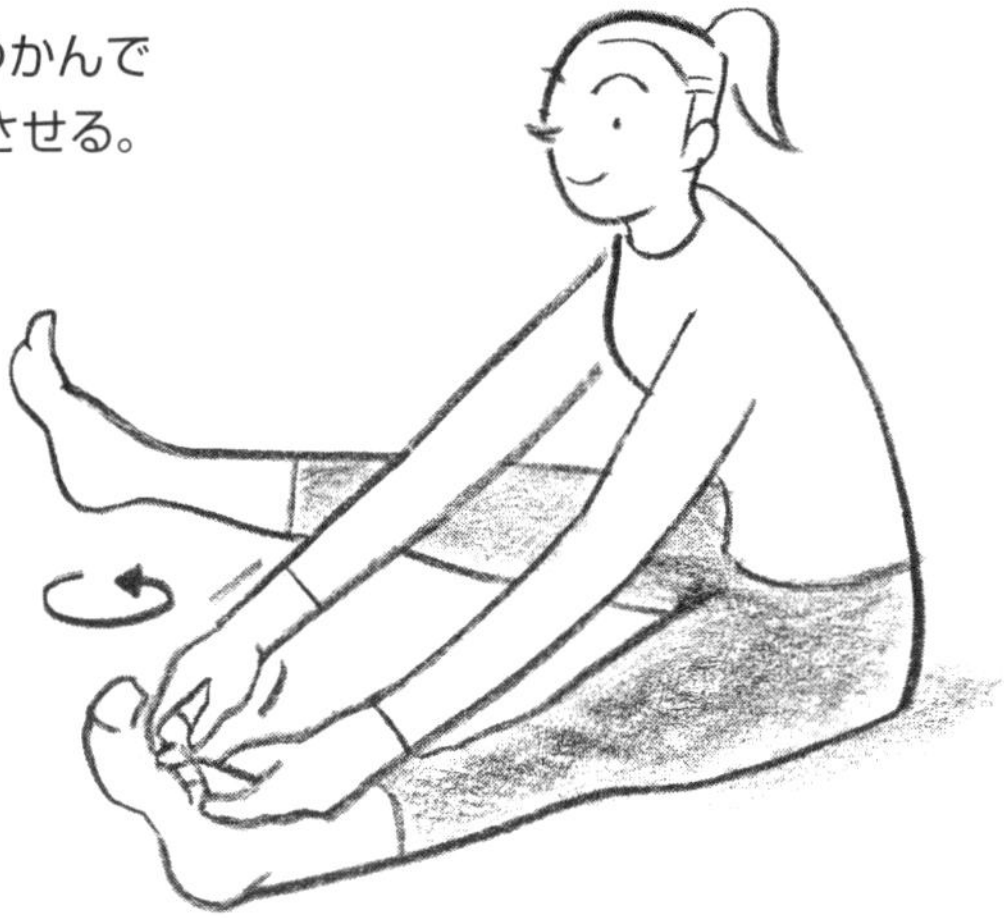

3 または、5本揃えたままで前後に曲げたり伸ばしたりする。

4 または、手を使わずに指を開いたり閉じたりする。

5 手を足指の間に入れて動かす。

＊歩行が楽になる。寝たきりの人でも実行し続けることによって歩行が可能になることがある。

18 膝の運動
盲腸予防　膝の冷えの解消

1 右足は正座の姿勢、左足はあぐらをかくようにして（右足の膝の先端に足の指先がつくように）曲げる。

2 右手は肘《ひじ》を曲げずにまっすぐに伸ばしたまま左足の付け根に当てる。左手は右手の上にのせる。

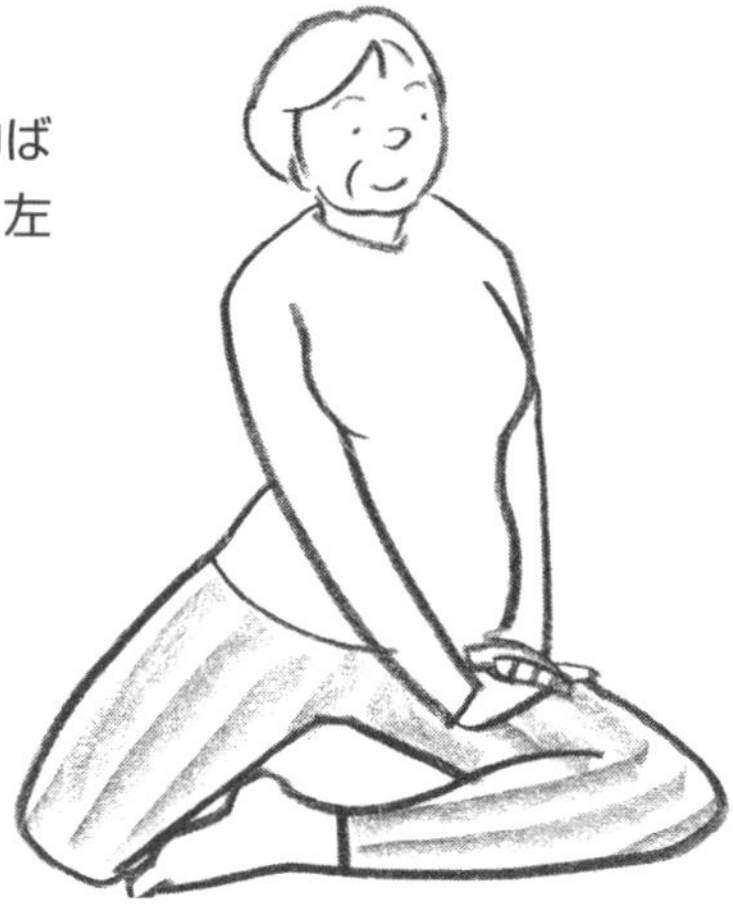

3 その姿勢で左足の膝の方向に上体を曲げ、お尻を上げながら、足の付け根から膝の手前まで押圧する。

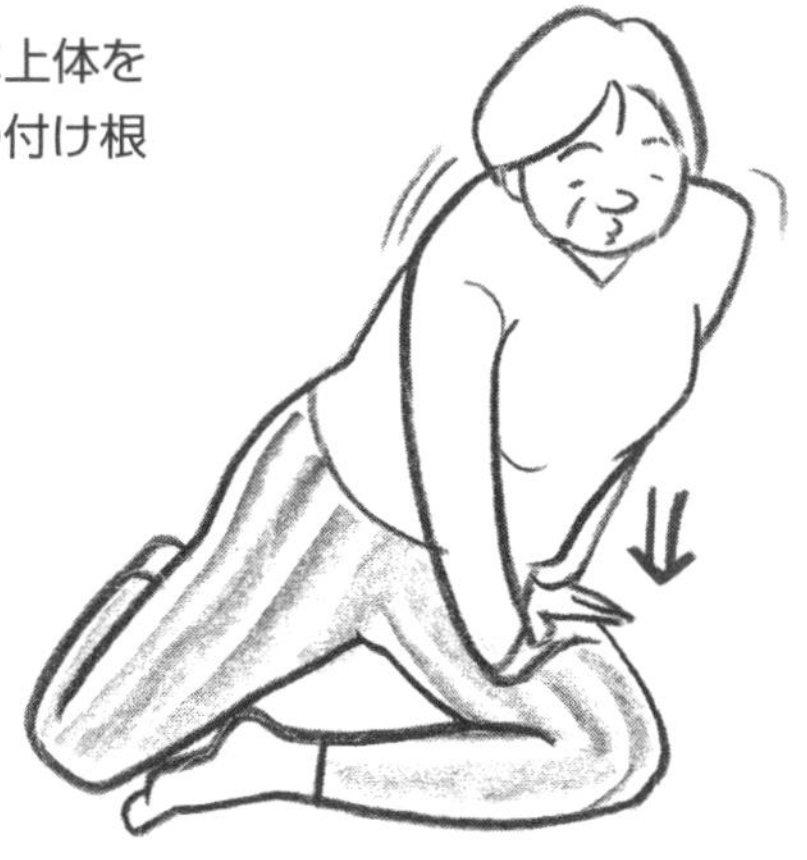

4 この動作を左足10回、右足10回行う。

＊左右にこすらないように注意し、上下に静かに押圧すること。
＊この運動は膝の悪い人にも効果的。ただし、子宮に刺激を与えるため妊婦は避けたほうがよい。

⑲ 腰を曲げる運動
老化度を測る

1 足を伸ばして座り、手を膝の上におく。

2 顔が膝につくように上体を徐々に曲げる。この時に決して腰に反動をつけないこと。

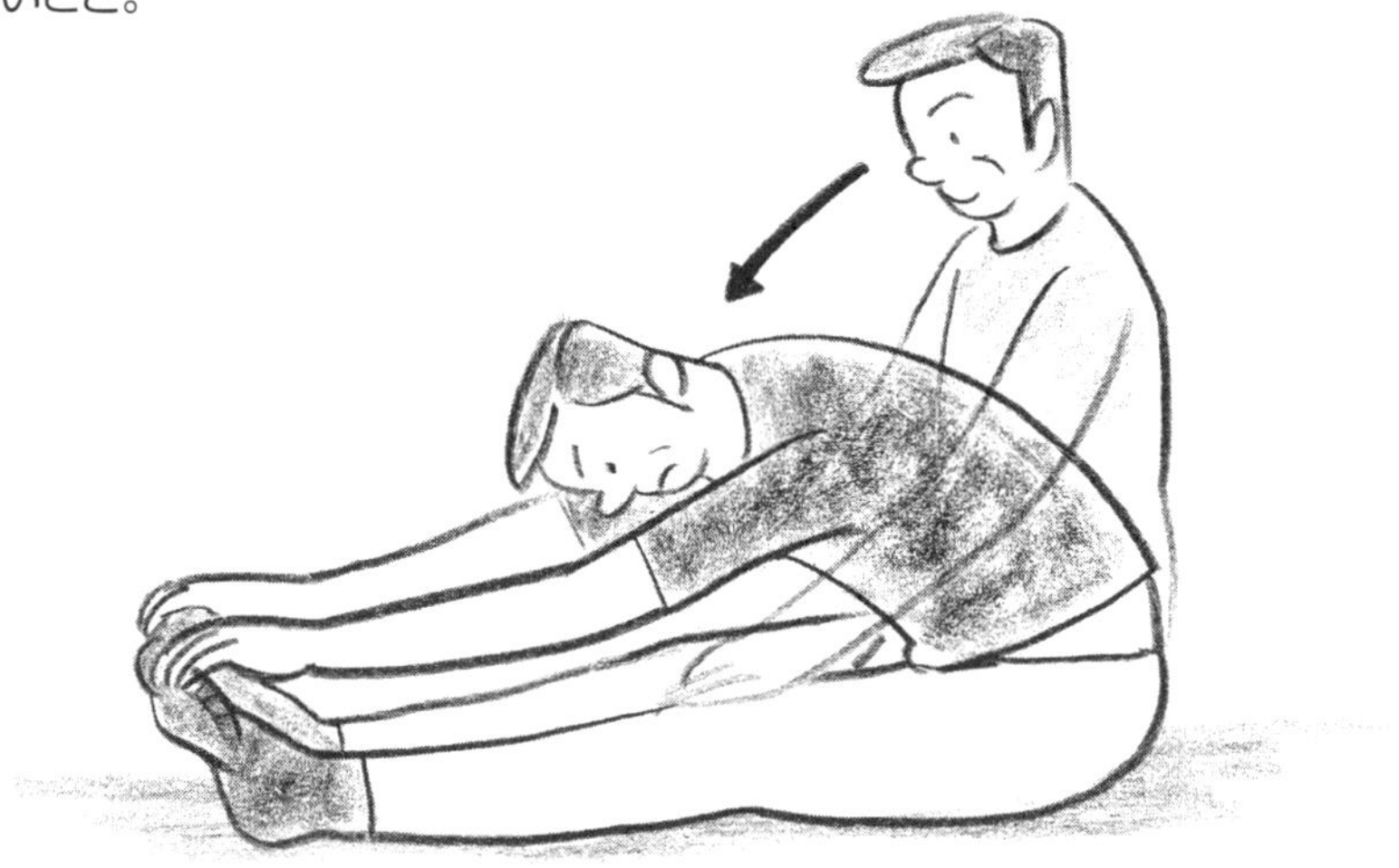

3 それを繰り返し行う。

＊この運動は自己の老化度を測るバロメーターになる。腎臓にもよい。

20 腎融和運動
腰痛予防

A
1 膝を曲げて仰向けに寝る。手はバンザイの姿勢。
2 足を交互に組み左右に倒す。
3 足を倒した側の反対側の手をしっかり伸ばす（肩を浮かせない）。

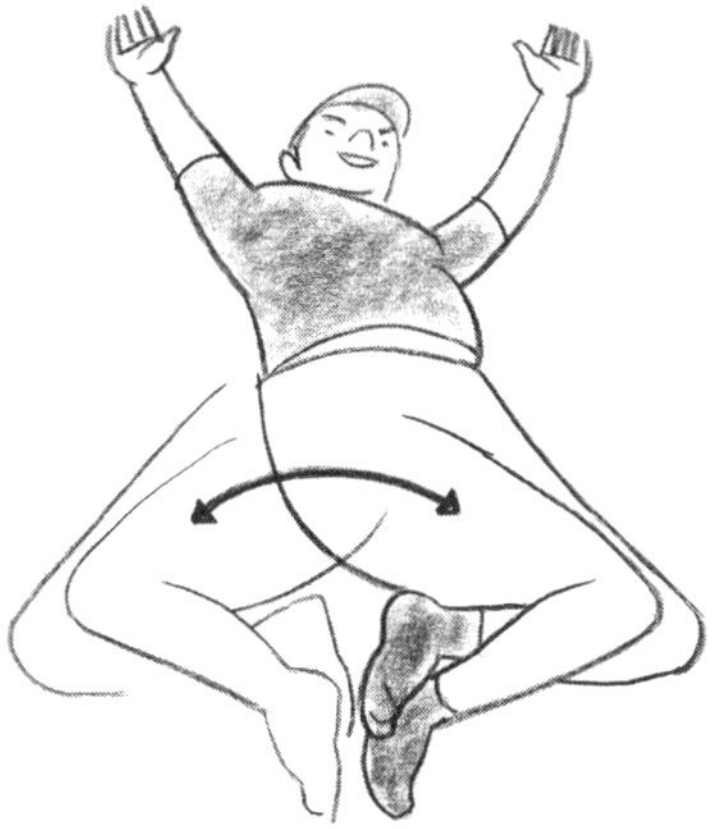

B
4 両足を内側に曲げ、両足の裏を密着させて股に引きつける。
5 両手で足を握り、上体を真横に曲げて頭を床につける。
6 左右交互に行う。

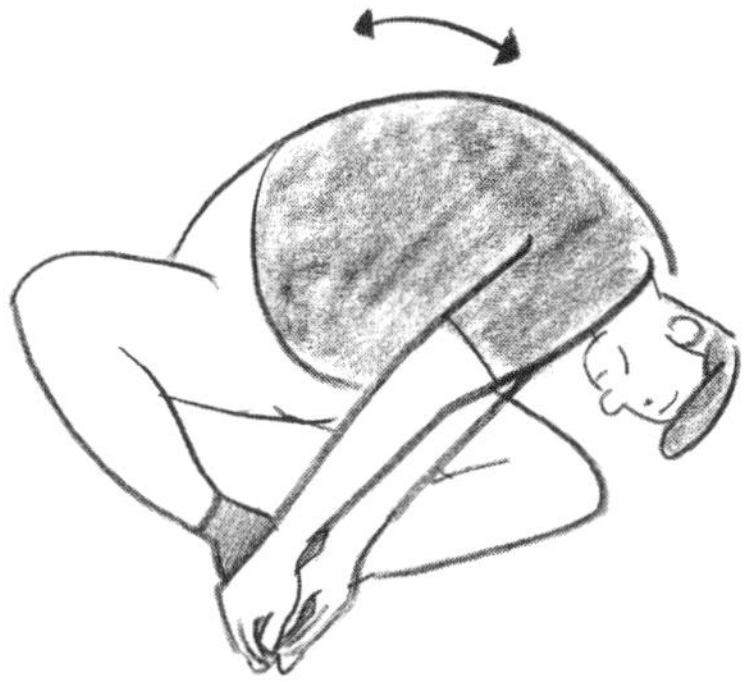

C

7 足を組んで両手を広げ、上体をねじった状態のまま耳を床につける。
8 左右交互に行う。

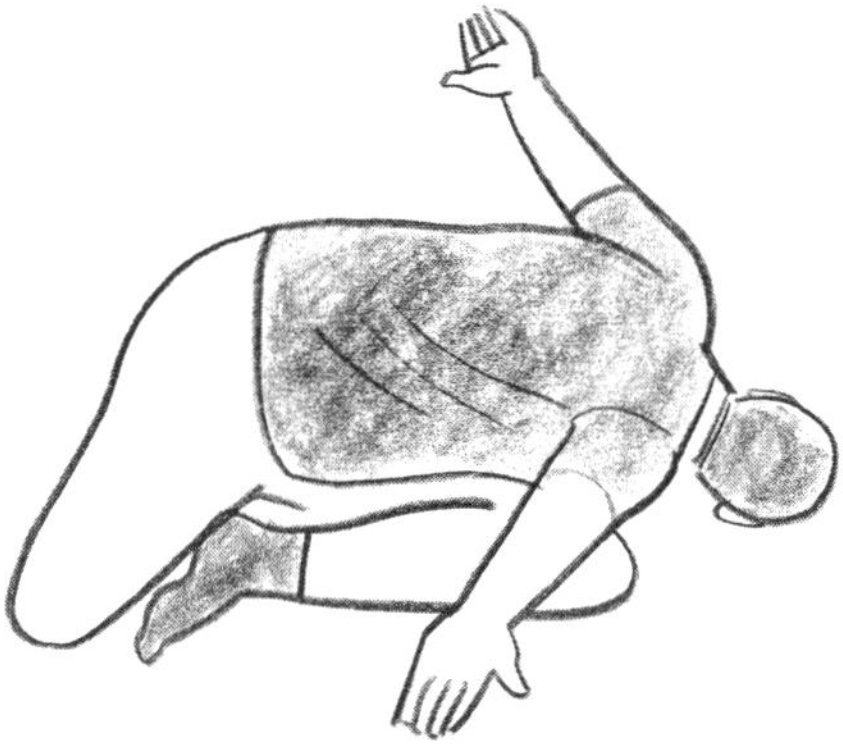

D

9 両足を内側に曲げ、両足の裏を密着させて股に引きつける。
10 床の上で両手の親指と人差し指を合わせて三角形を作り、その中に鼻を入れるようにして上体を曲げる。手は膝につくようにする。

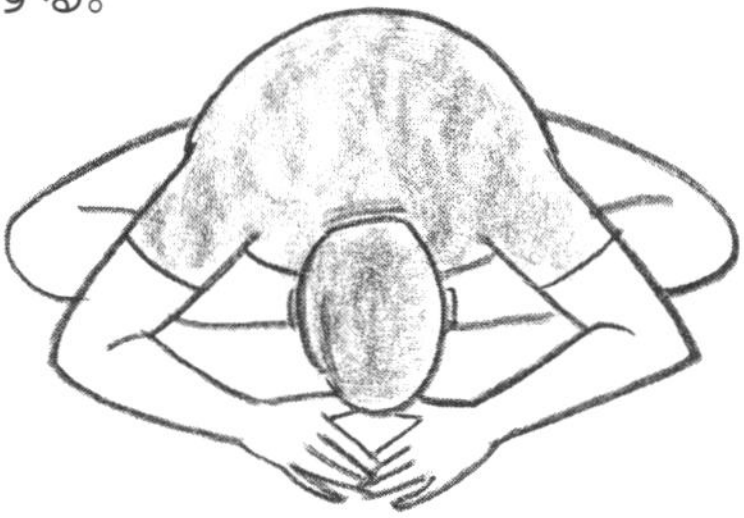

E
11 仰向けに寝て両膝を曲げ手を膝に当てる。
12 膝を胸につける。

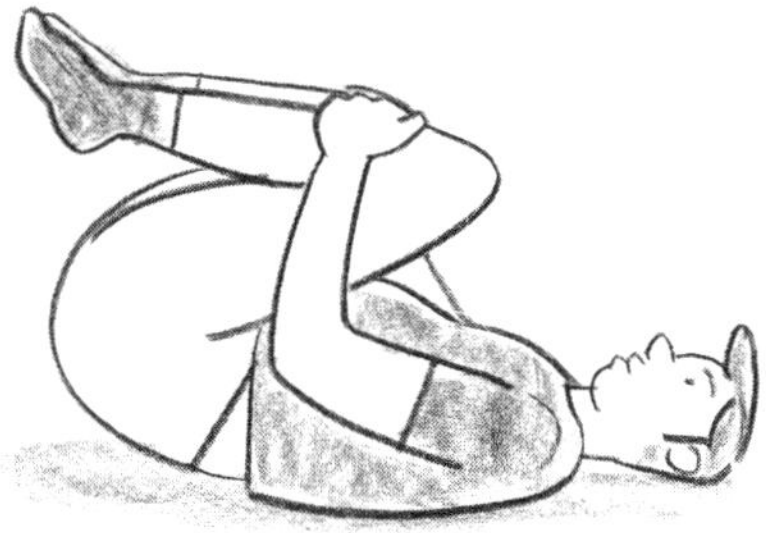

F
13 正座をしたままで上体を真横に倒す。

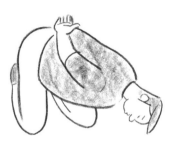

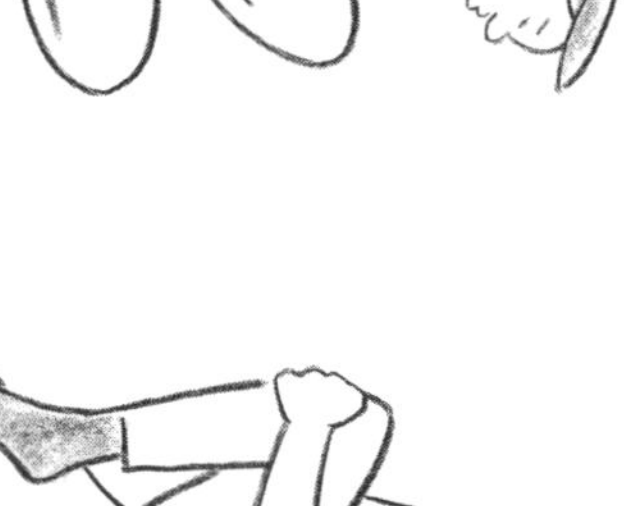

14 左右交互に行う。
＊Fの運動ができない場合には、寝たままで膝を曲げ、左足を右胸に、右足を左胸に当てる運動を続けること。

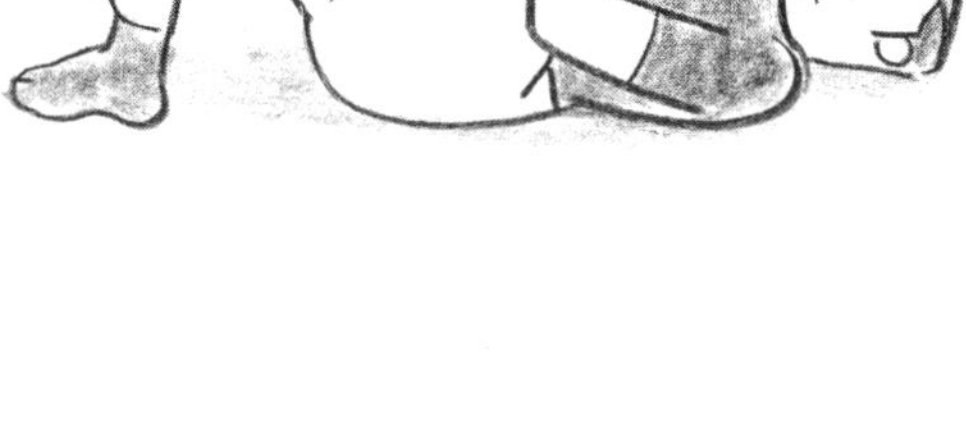

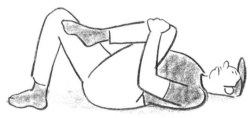

21 肩の上下運動
四十肩・五十肩予防

1 仰向けに寝て両手のひらを脇につけるように肩を上げ、次に、息を吐きながら肩を下げる（小腸を引き上げる）。

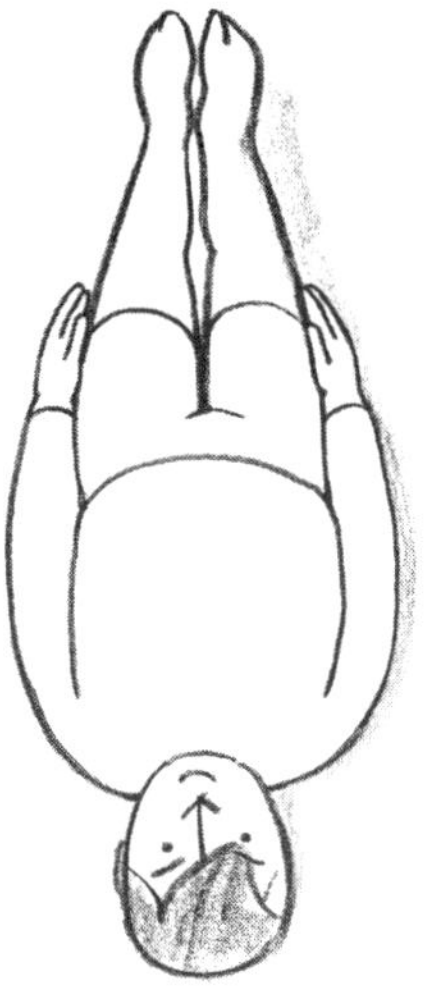

2 仰向けに寝て両手のひらを床につけるように肩を上げ、次に、息を吐きながら肩を下げる（大腸を引き上げる）。

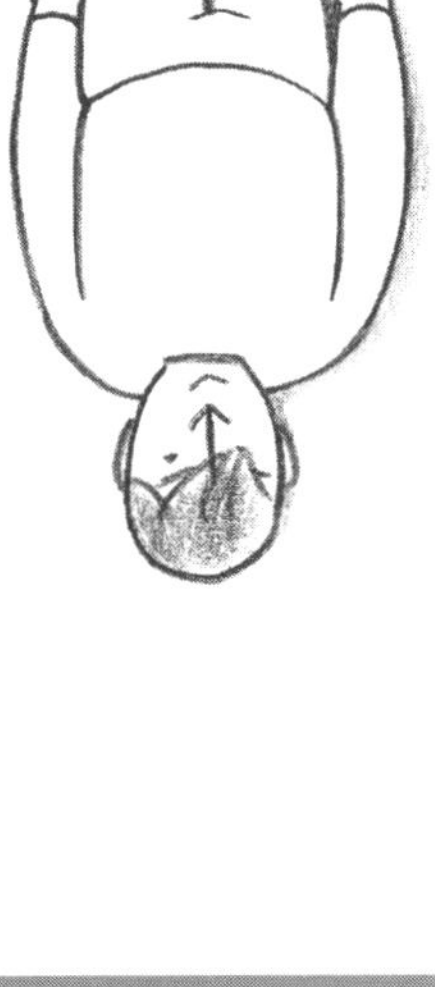

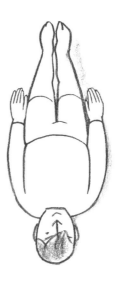

3 仰向けに寝て両手の甲を脇につけるように肩を上げ、次に、息を吐きながら肩を下げる(横隔膜を引き上げる)。

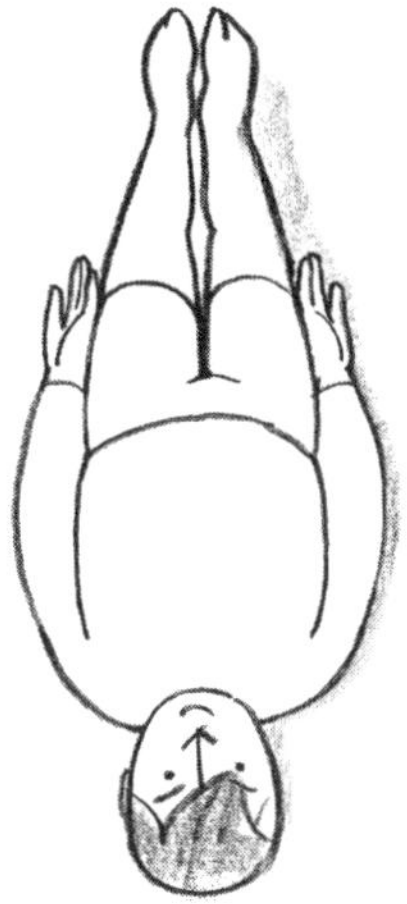

4 仰向けに寝て両手の甲をひっくり返して小指を前につけるように肩を上げ、次に、息を吐きながら肩を下げる(副腎を刺激する)。

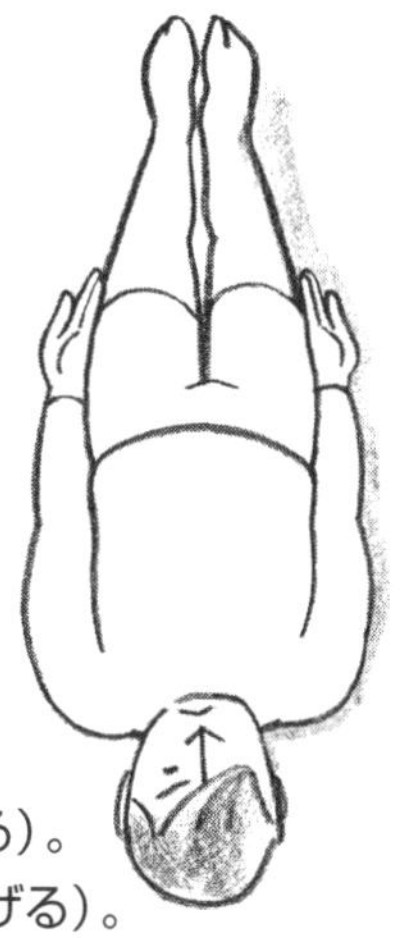

立ったままで行う場合
1手のひらを脇につけて肩を上げる(小腸を引き上げる)。
2手の親指側を脇につけて肩を上げる(大腸を引き上げる)。
3手の甲を脇につけて肩を上げる(横隔膜を引き上げる)。
4手の小指側を脇につけて肩を上げる(副腎を刺激する)。

＊立ったまま行う場合は、息を吐きながら肩を下げること。

㉒ 肩の回転運動
咳の改善

1 立ったままで肩を前から後ろに3回廻す。

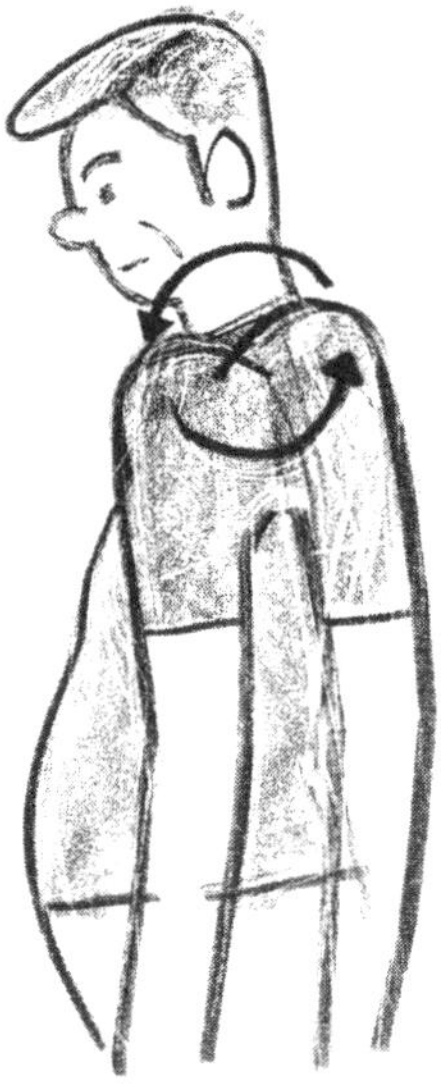

2 次に後ろから前に3回廻す。

3 次に「㉑肩の上下運動」を行う。

＊この運動と肩の上下運動を20回程度行うと胸拡張、咳の改善に効果的。

㉓ 腕の8字運動（ダイヤ運動）

手の疲れの解消　四十肩・五十肩予防　乳ガン・肺ガン予防

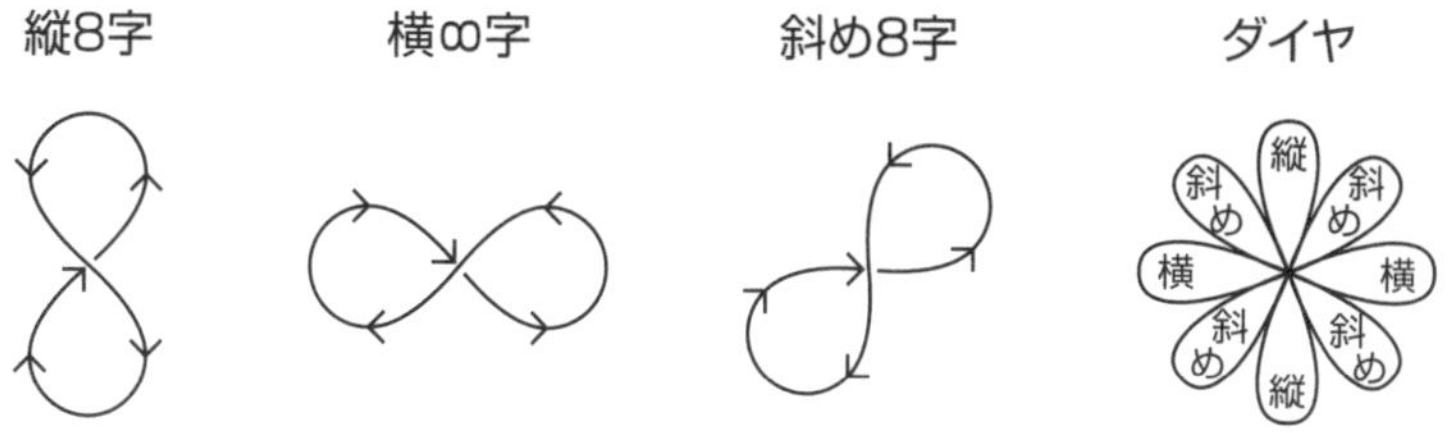

1 足を左右に少し開いて立ち、両手をお腹の前で組み手の甲が見えるように腕を水平にねじる。

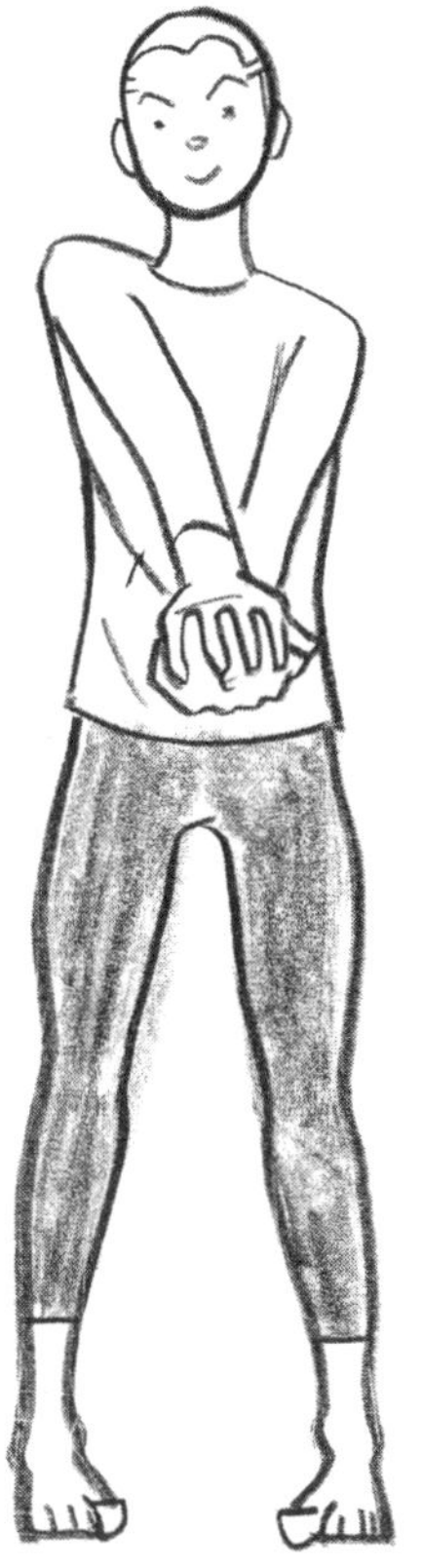

2 その手で臍《へそ》を中心に横∞字、縦8字、斜め8字、ダイヤを描くように図の順番に動かす。

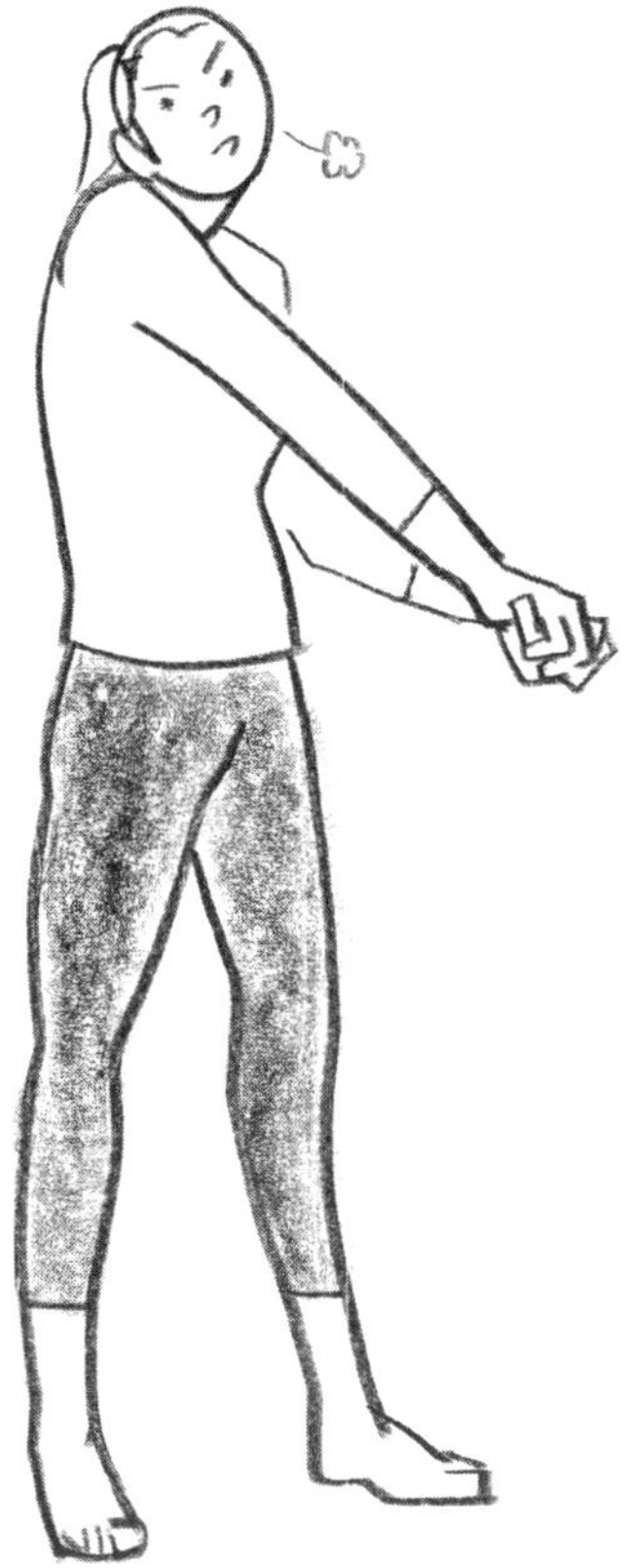

3 円を描くときには反対側の手首をできるだけ曲げるようにする。

＊この運動を繰り返すことによって心臓、歯痛、腹痛、肩こりを軽快にする。
＊この運動は胸椎1番～7番まで刺激する。
＊寝て腰を上げたまま両足で横∞字運動を行うと精気が満ちる。

㉔ 腕立て伏せ
丹田強化

1 腕立て伏せの姿勢で手と足の第一関節部で体を支え、腕を縮めて顔を床につける。

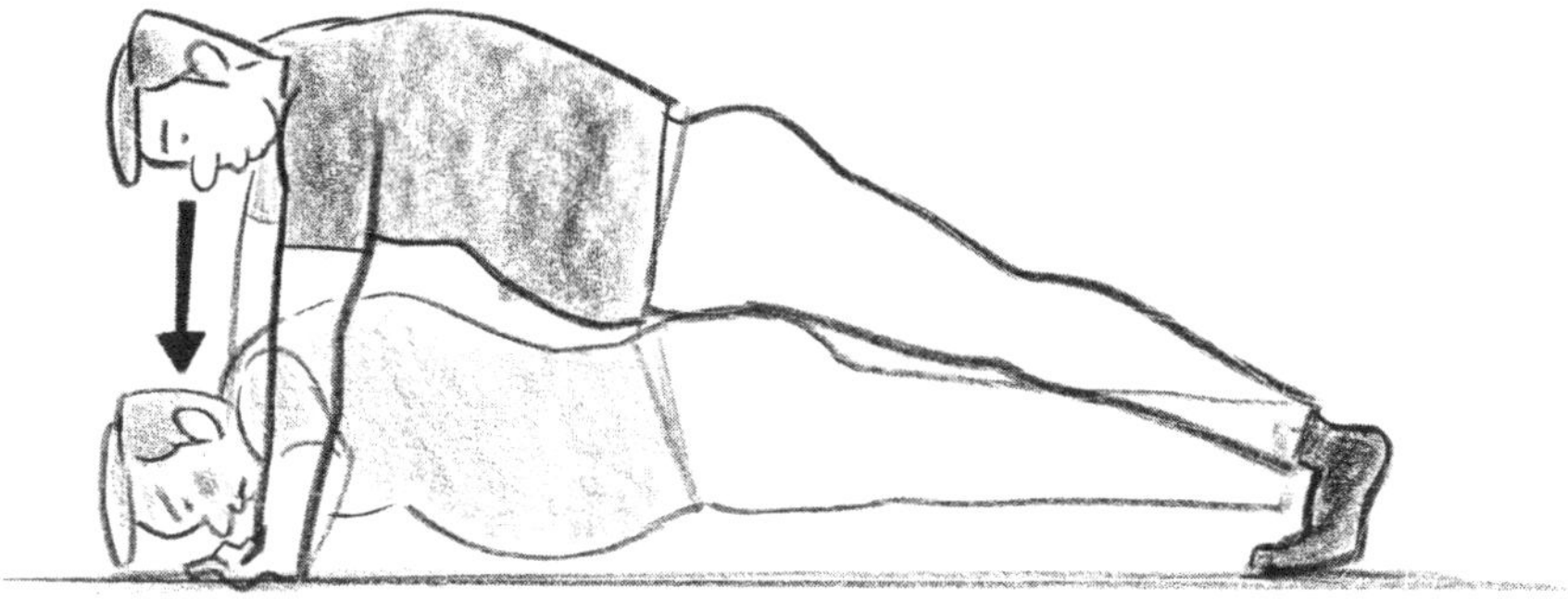

2 腕を収縮させて体を上下に動かす。

＊無理な人は膝を床につけて行う。
＊この運動は丹田（臍下《へそした》）に力が入る。

25 肘立て運動
脊椎矯正

1 腕立て伏せの姿勢から腕を曲げて鼻を床につける。

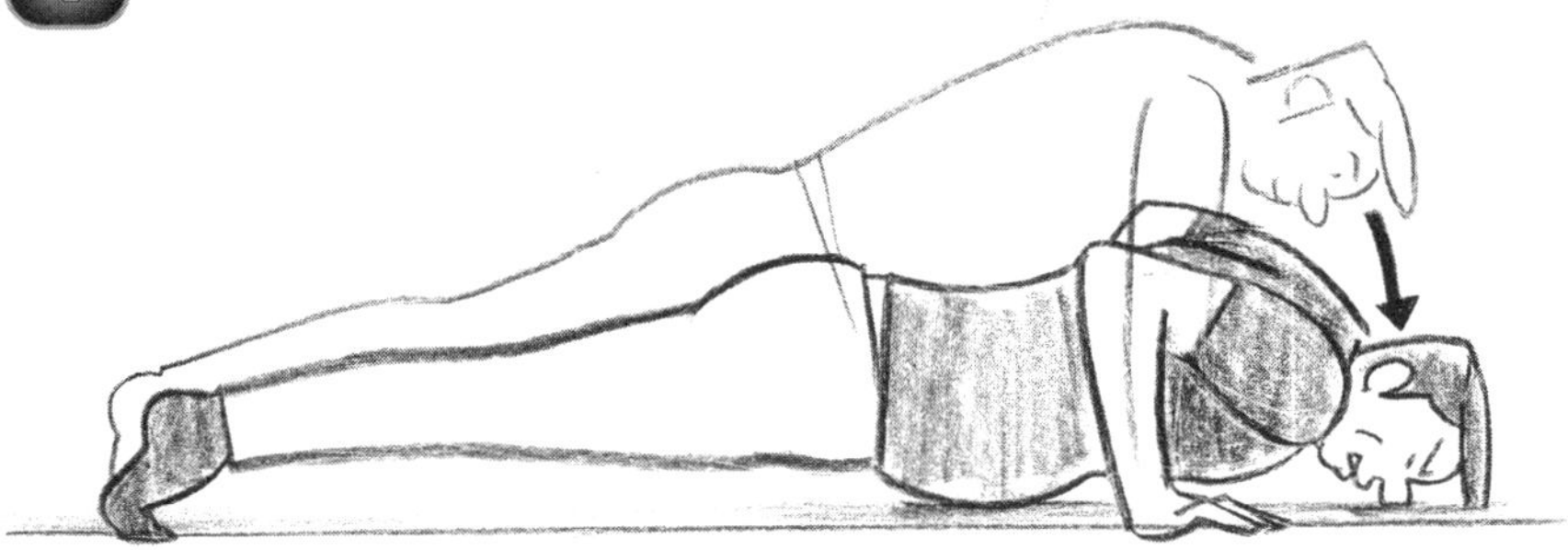

2 右に首を曲げて左耳を床につけ、次にまた床に鼻をつける。

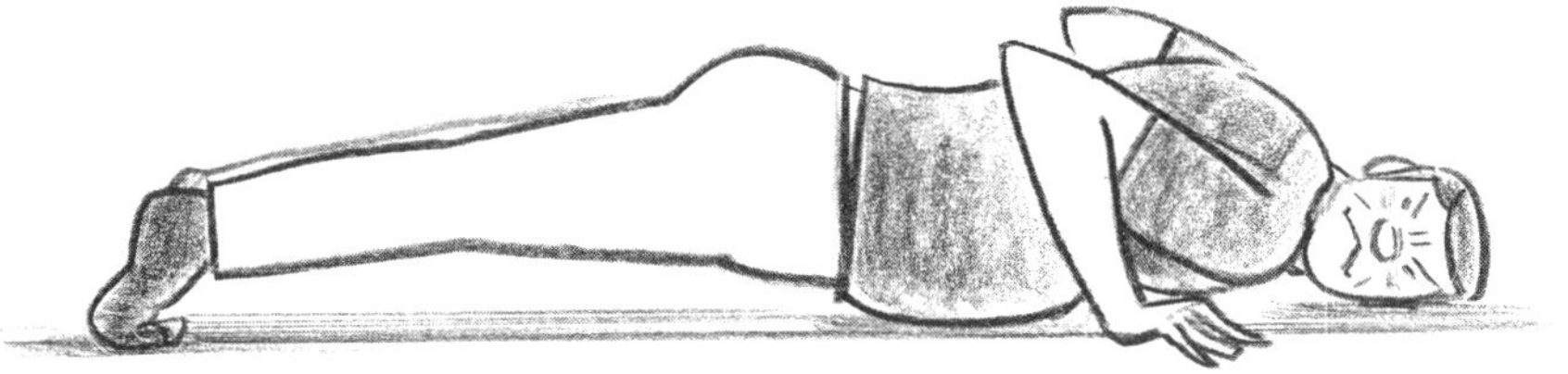

3 再び腕立て伏せの姿勢に戻る。

4 左に首を曲げて右耳に床につけ、次にまた鼻をつける。

5 以上を交互に連続で行う。

＊女性や無理な人は膝を床につけて行うとよい。
＊この運動は脊椎の硬直化、癒着しないように脊椎を正す働きがある。

26 首の回転運動

1 首を前後・左右・斜め上に動かし、回転させる。

2 歯をグッと食いしばりながら行うと効果的。

＊首で横∞字を描くように動かすと頚椎を刺激できる。

㉗ ゲンコツ運動

眼精疲労の改善　心臓強化　血圧の改善

1 寝た姿勢で握りこぶしを作り、中指の第一関節を延髄に当てる。

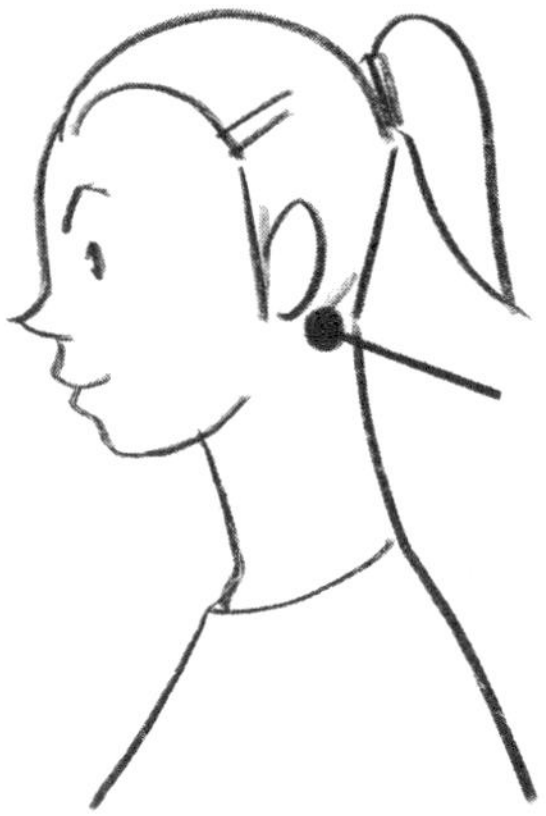

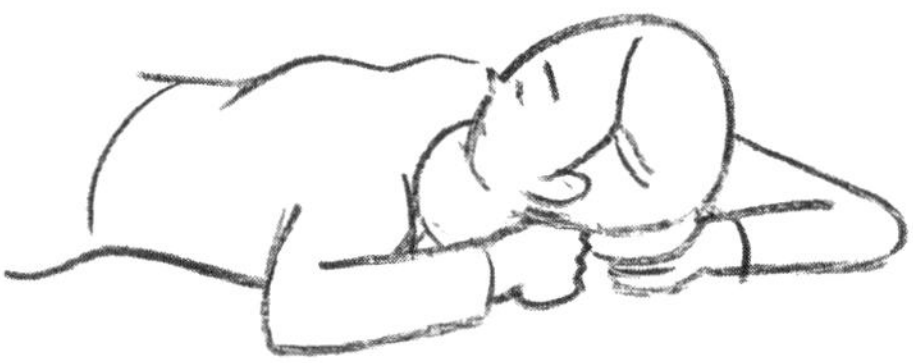

2 その状態で「⑨快通快便予備運動」を行う。

＊こぶしを当てることができない場合は、両手を重ねて背を延髄に当てる。
＊瞼を閉じて目の玉をゆっくりと回転させると眼精疲労に効果的。

28 起き直り運動
全身の融和

1 仰向けに寝て両手は膝の上に伸ばしておく。

2 上体を起こすと同時に両手を足の方向に動かす。

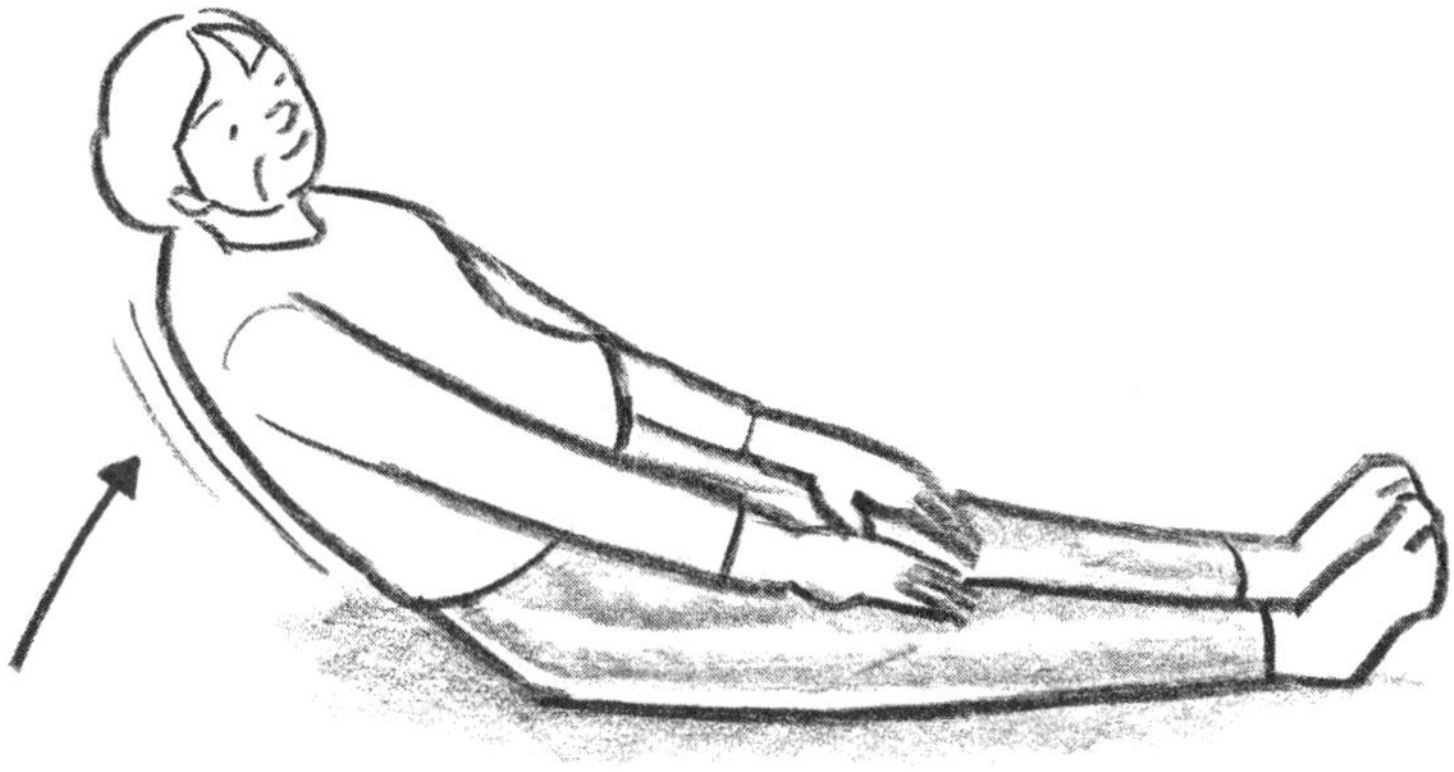

＊腰痛の人は膝を立てて首と肩だけ上げる。5秒3回で止める。
＊この運動は呼吸に関連する胸筋を刺激すると同時に、全身を融和する。目にもよい。

29 肩甲骨の運動

1 正座をして背中の後ろで両手を組む。

2 上体を徐々に前に倒しながら、組んだ両手を徐々に上に上げる。

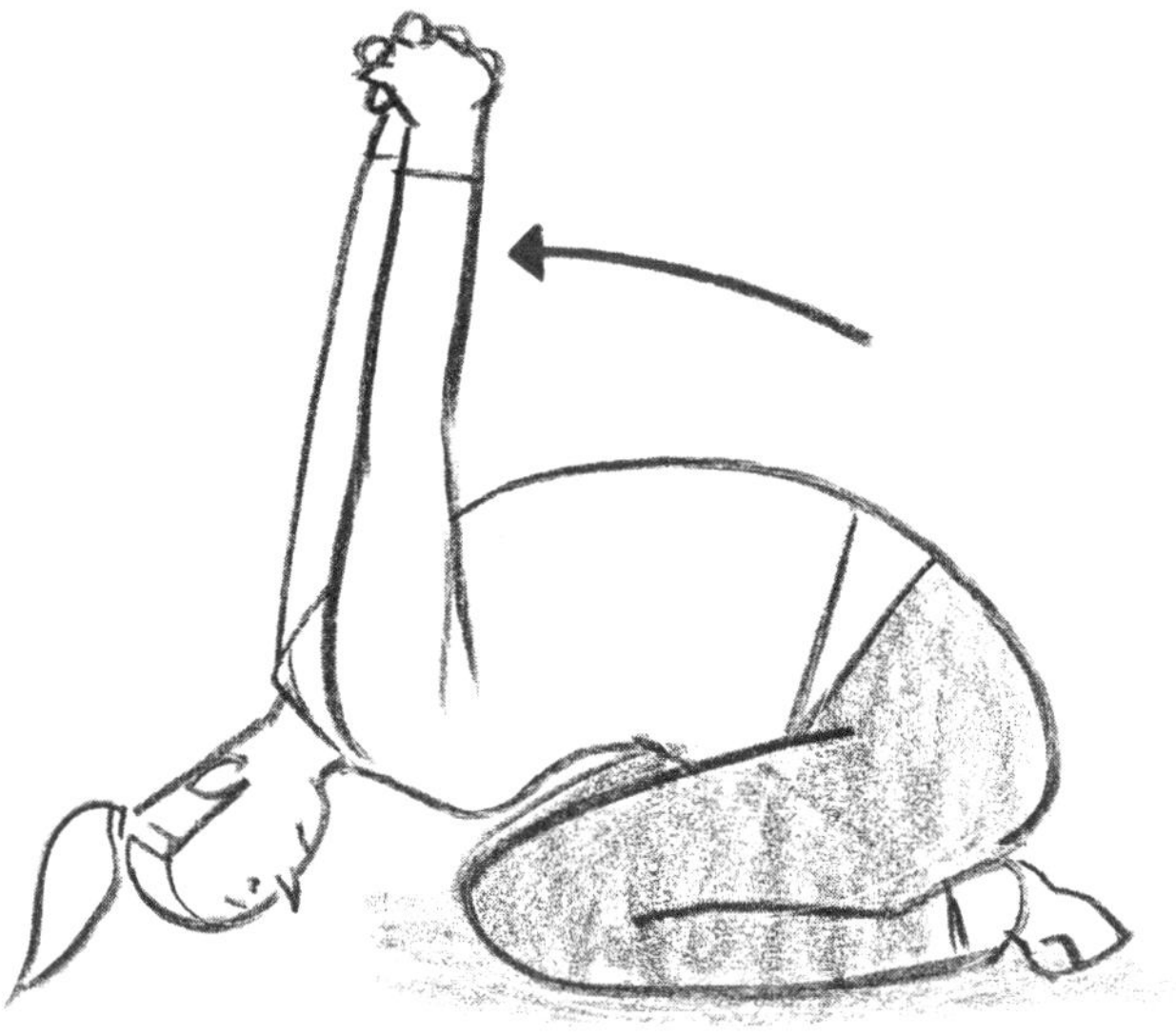

30 耳をもつ運動
中風予防

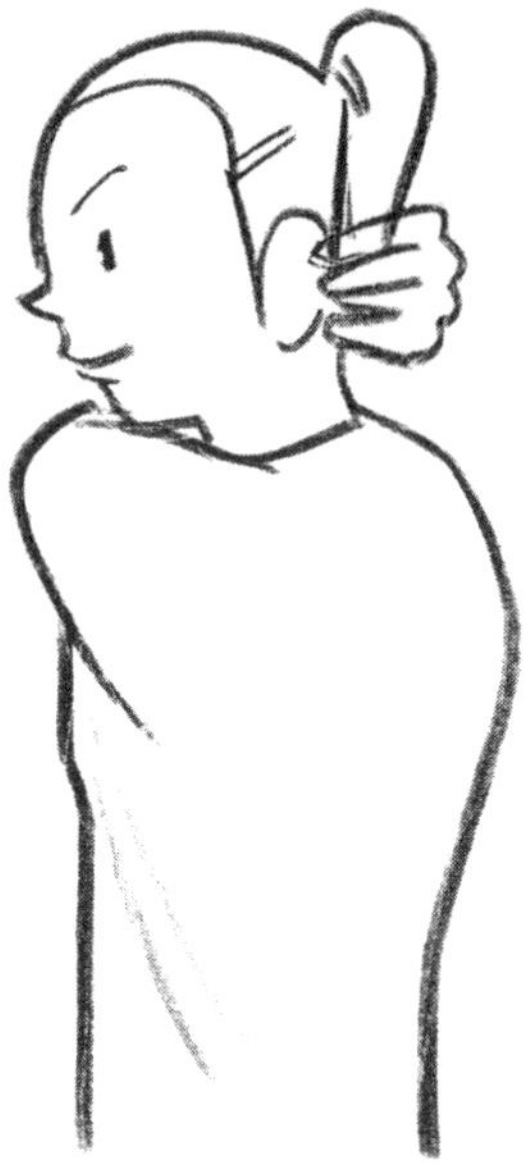

1 右手を顔の前から首にそって廻し右耳をつかむ。

2 同じように左手を首にそって廻し左耳をつかむ。

31 脊柱の癒着をとる運動

1 左足を右足の付け根にのせ、その足を左手でつかむ。

2 右足はまっすぐに伸ばし、その足の
裏側を右手でつかむ。

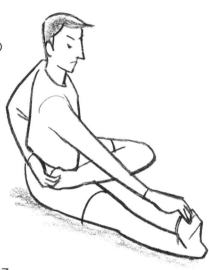

3 その姿勢のまま右足を徐々に上げる。

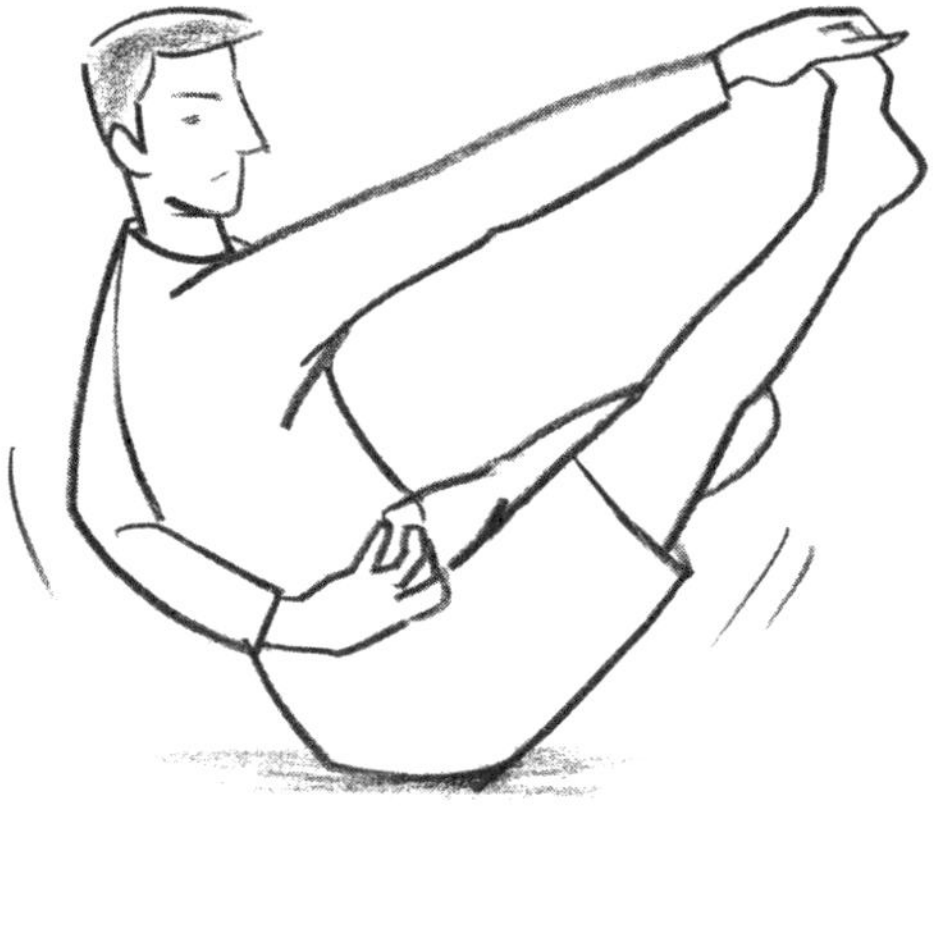

4 この動作を左右行う。

32 脊柱を伸ばす運動

1 床に腰を降ろして両足を伸ばしたまま上体を曲げて、膝に顔をつけて両手を足の先まで伸ばす。

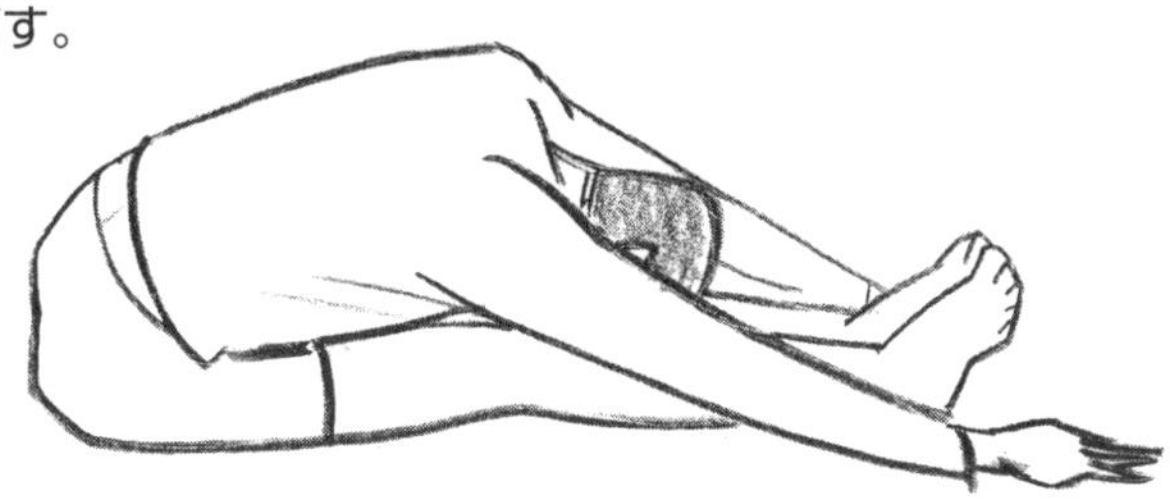

2 次にうつ伏せになって右手と左足を同時に上げる。

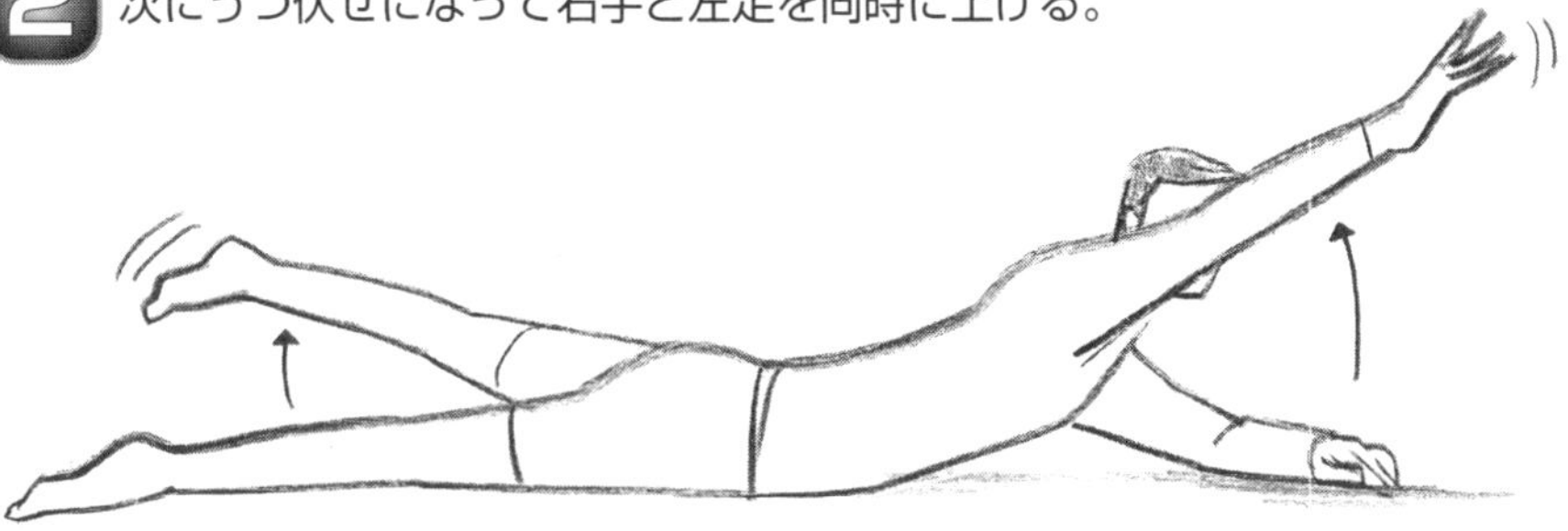

3 次に左手と右足を同時に上げる。

4 仰向けになって両手で両膝を抱え、胸につけるようにお尻を上げたり下げたりする。この時、頭を床につける。

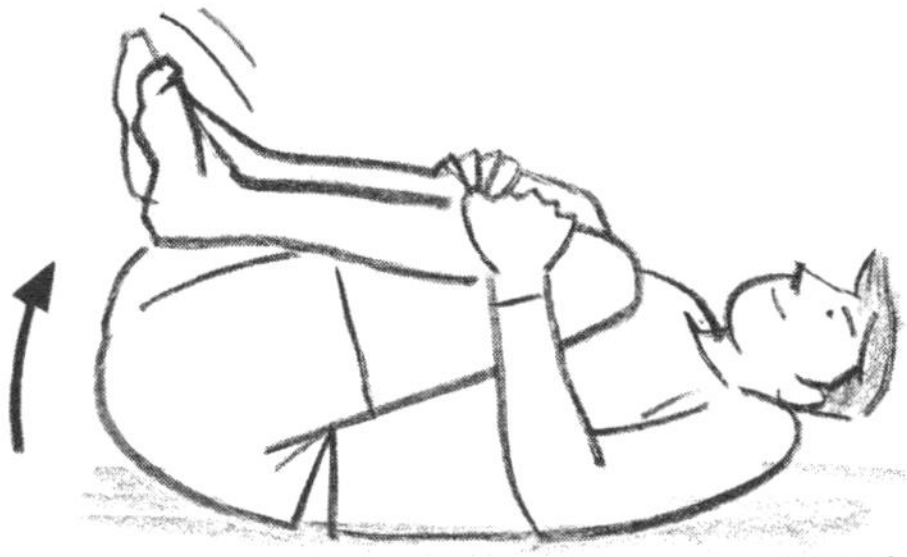

●頭を上げない。

＊ この運動は脊柱と腰の筋肉を伸ばす。

33 胸を開く運動

1 立ったままで両腕を胸の前で曲げて
両肘《ひじ》を合わせる。

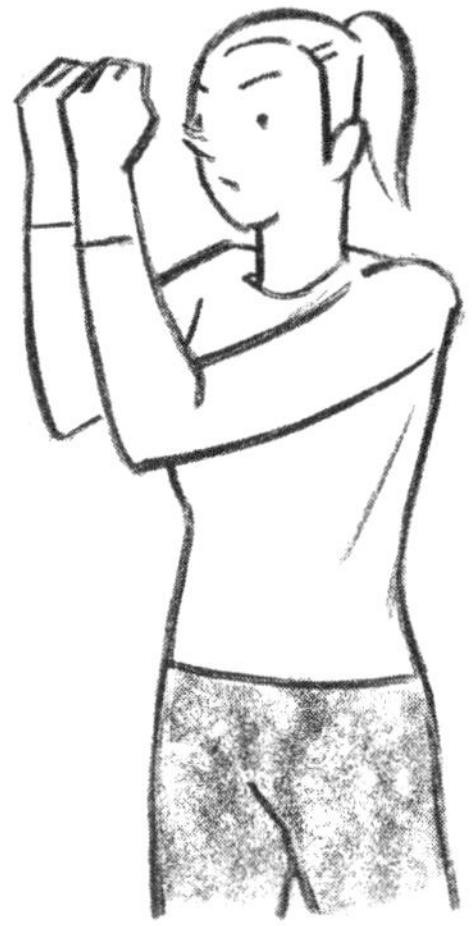

2 そのまますぐに両肘を左右に開ききる
（肘を直角に曲げる）。

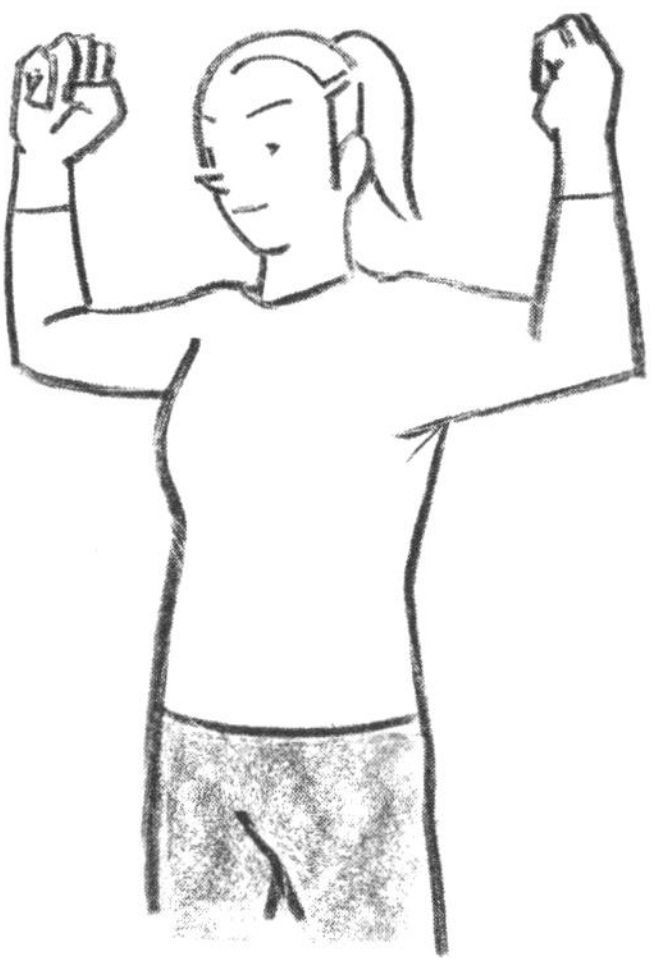

3 この動作を仰向けに寝たままで行うときは、肘を開いたときに手首が床につくかどうかを確認する。

＊手首が床につかず浮いてしまう場合は、退行性変化を起こしている。

㉞ 胸と頭上で合掌

1 立ったまま胸の前で合掌する。

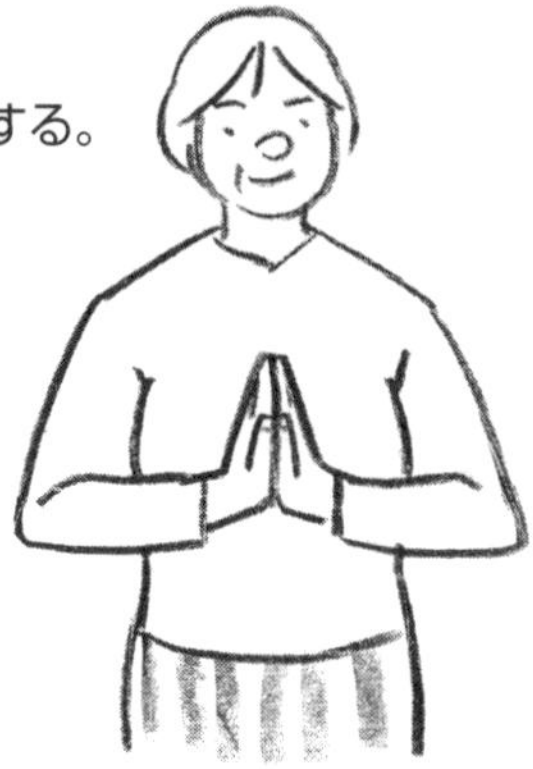

2 合掌したまま腕を耳につけるようにしながら頭の上まで両手を伸ばしきる。

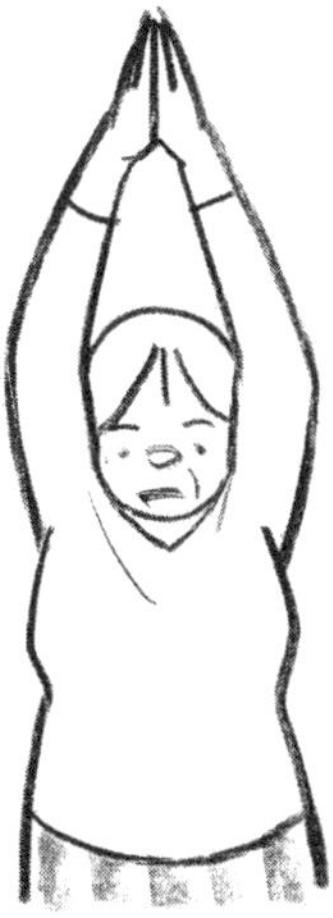

3 頭上で合掌した後で肘を曲げ、背中の前で両手の甲を合わせる。

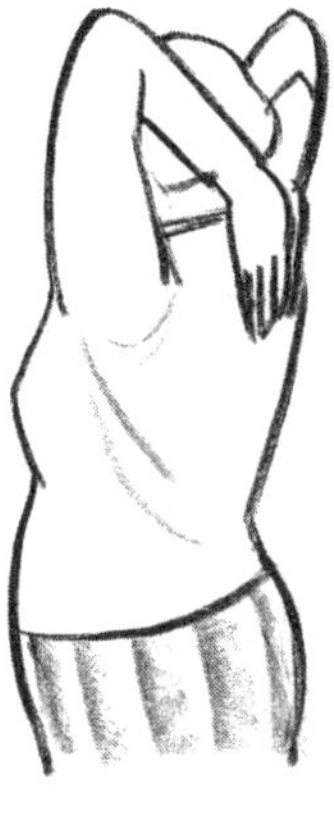

＊頭上で合掌したままで上体を横に曲げるとさらに効果的。

35 背中で手を合わせる運動
心臓病・肺病予防　心臓強化　血圧の改善

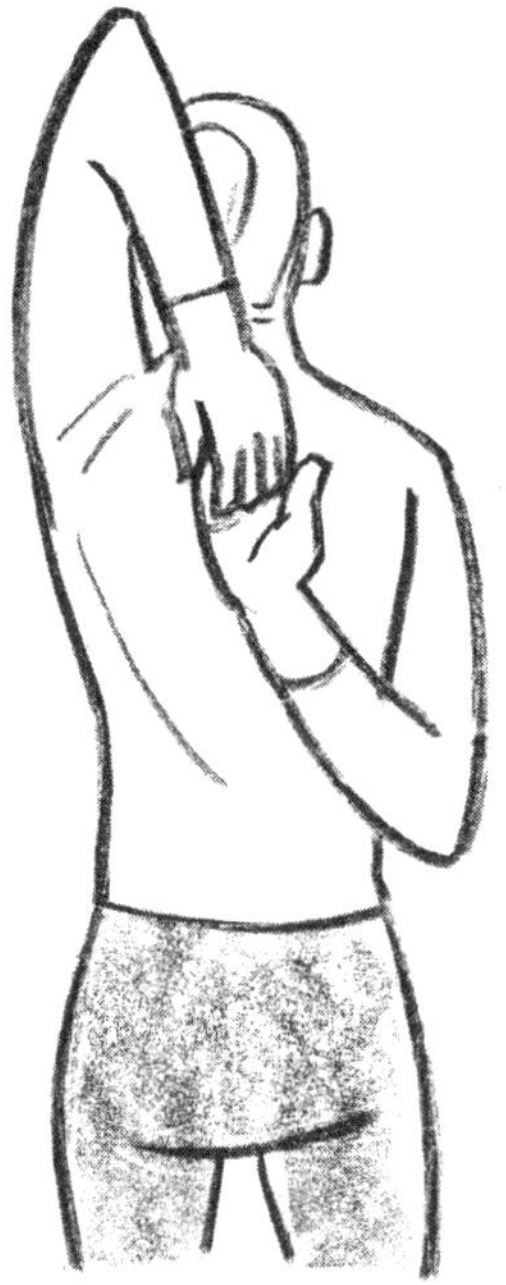

1 立ったまま左手を肩の上から背中の方に廻し、右手を肩の下から廻して左手を握る。

＊ 両手のひらが重なるのが理想的。

36 後手の合掌
脊椎矯正

1 立ったまま左右の手を背中に廻して合掌する。

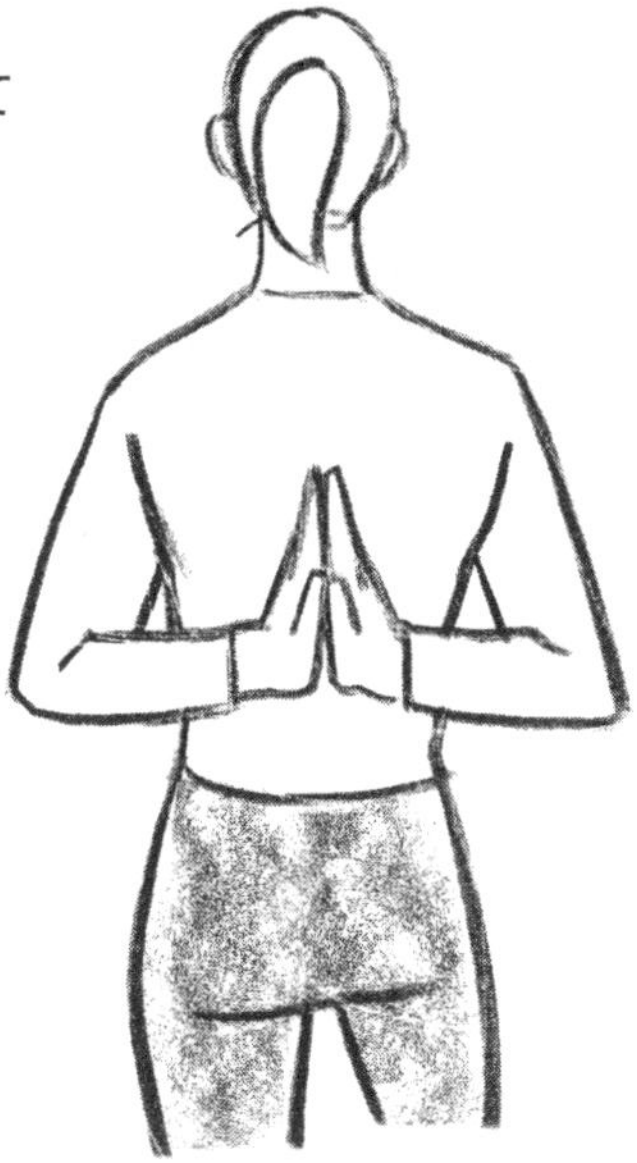

2 痔病の人はこのまま膝を曲げずに毎日100歩歩くこと。

3 散歩のときに5分ほど行う。

＊この運動は脊椎矯正になり、丹田（臍下《へそした》）を刺激するため胃や肝臓の働きをよくし、首筋や胸の疲れにもよい。

37 シーソー運動
腰痛予防

1 うつ伏せに寝て両手で両足の甲をつかむ。

2 お腹を軸にして上半身及び下半身を上げたり下げたりして、シーソーのように上体を揺らす。

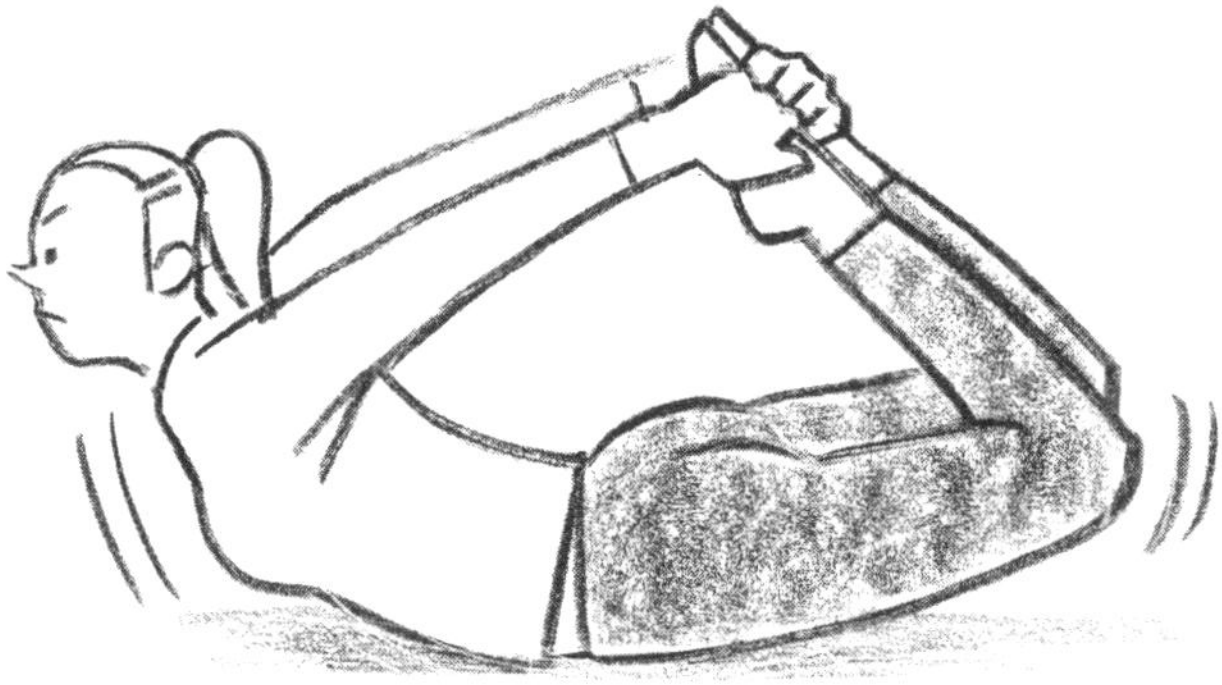

＊この運動は脊椎を柔軟にし、腰痛や腰が曲がるのを防ぐ。腎臓にもよい。

38 背伸び運動
痔の改善・快便　気力の充実

1 仰向けに寝てバンザイの姿勢で両手両足を伸ばす。
2 骨盤を動かしながら右手と右足を伸ばしきり、次に同じように左手と左足を伸ばしきる。

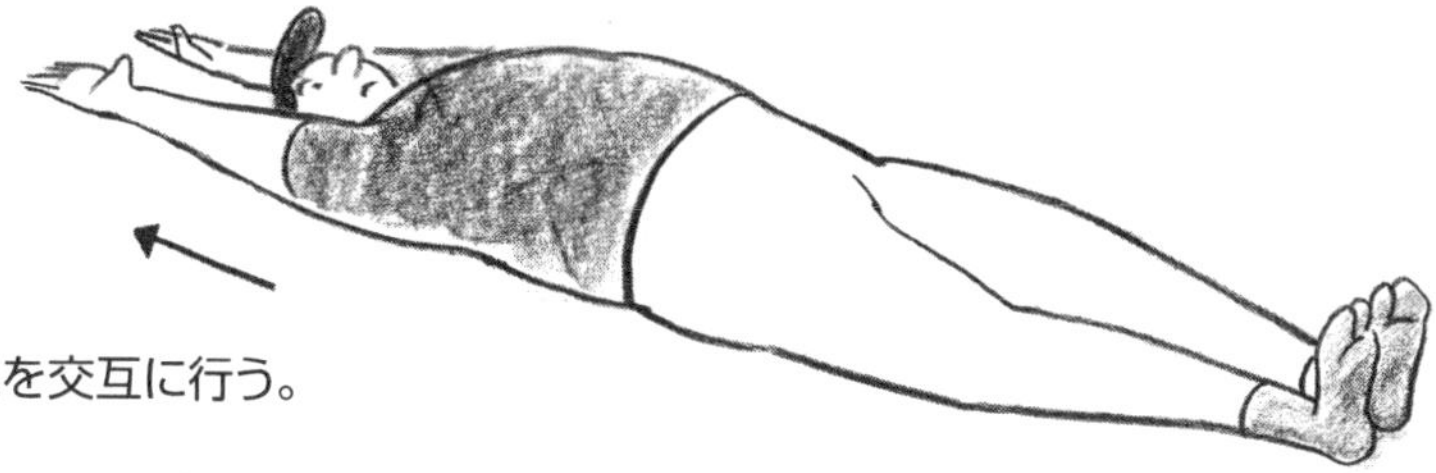

3 これを交互に行う。
＊この運動は一日に何回行ってもよい。
＊脊椎が曲がるのを防ぎ、元気がでる。快便にもよい。

4 仰向けのまま左右の踵《かかと》とアキレス筋を密着させ、小指を床につけた状態（足を外側に向けた状態）で背伸びをする。

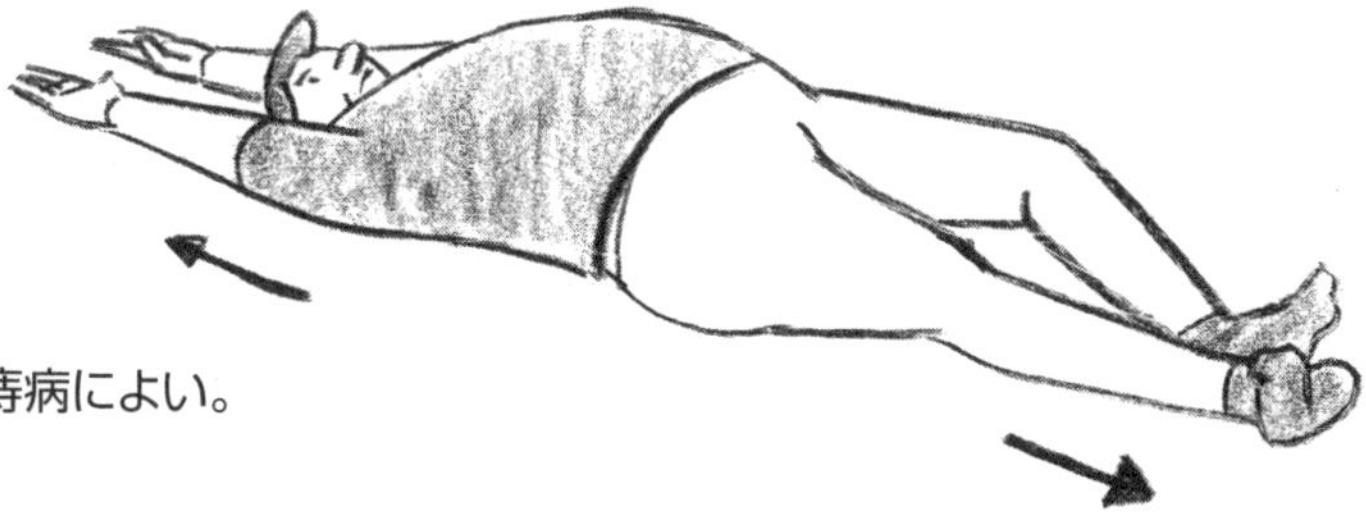

＊この運動は痔病によい。

5 仰向けのまま両足を肩幅ほどに開き、両足の親指を内側に曲げて背伸びをする。

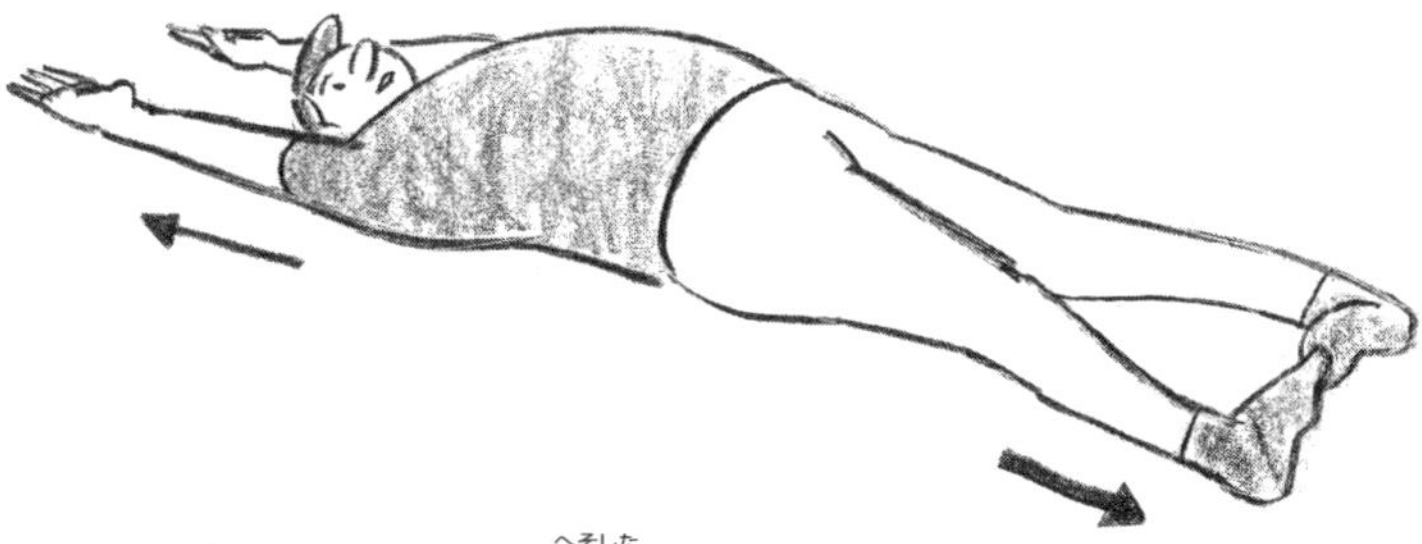

＊この運動は大背筋を柔軟にし、丹田（臍下《へそした》）に力を与え、気力が充実する。気の調整にもなる。

39 腹筋と背筋のバランスをとる運動

1 両膝を曲げて座り両手で両足の先をつかむ。

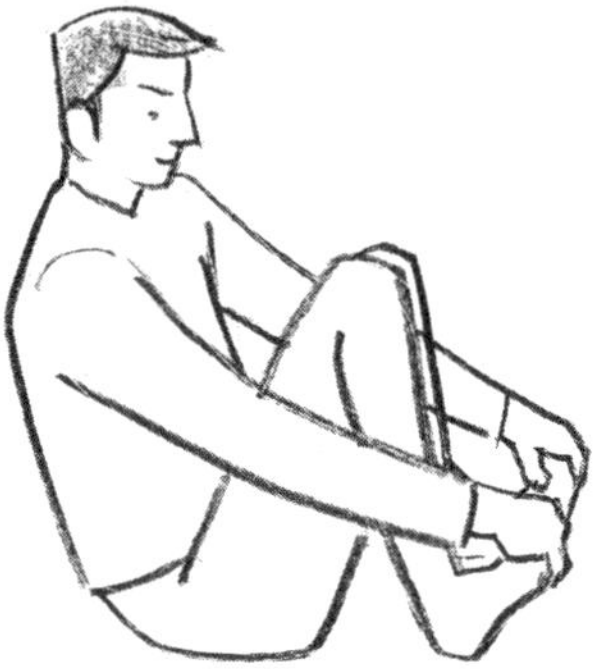

2 両足を揃えたまま膝を伸ばしながら、床から45度上方に足を伸ばす。

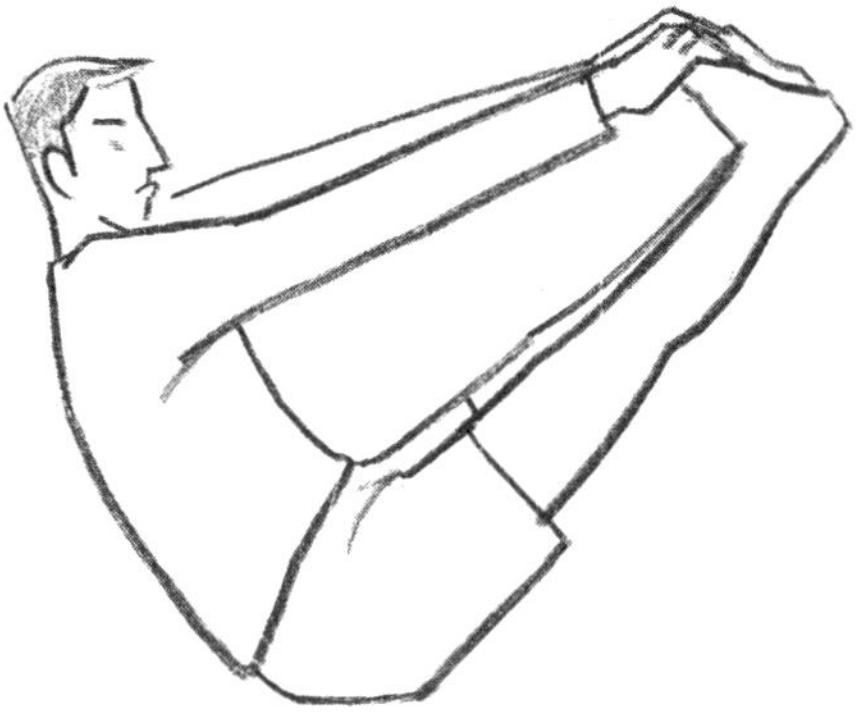

3 次に手で足先をつかんだ状態で開脚し、再び正面45度の高さに戻す。

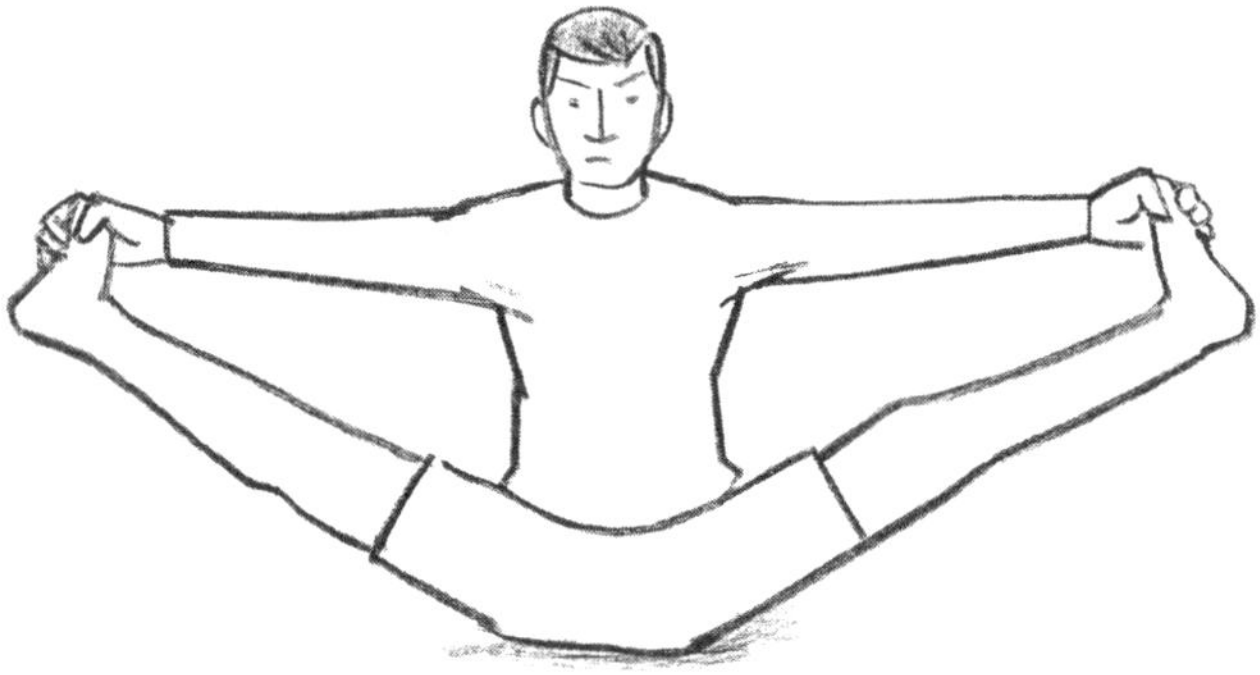

4 次にはじめの膝を曲げた姿勢に戻る。

40 全身運動
内臓強化

1 両足を肩幅よりやや広い間隔に開いて立つ。

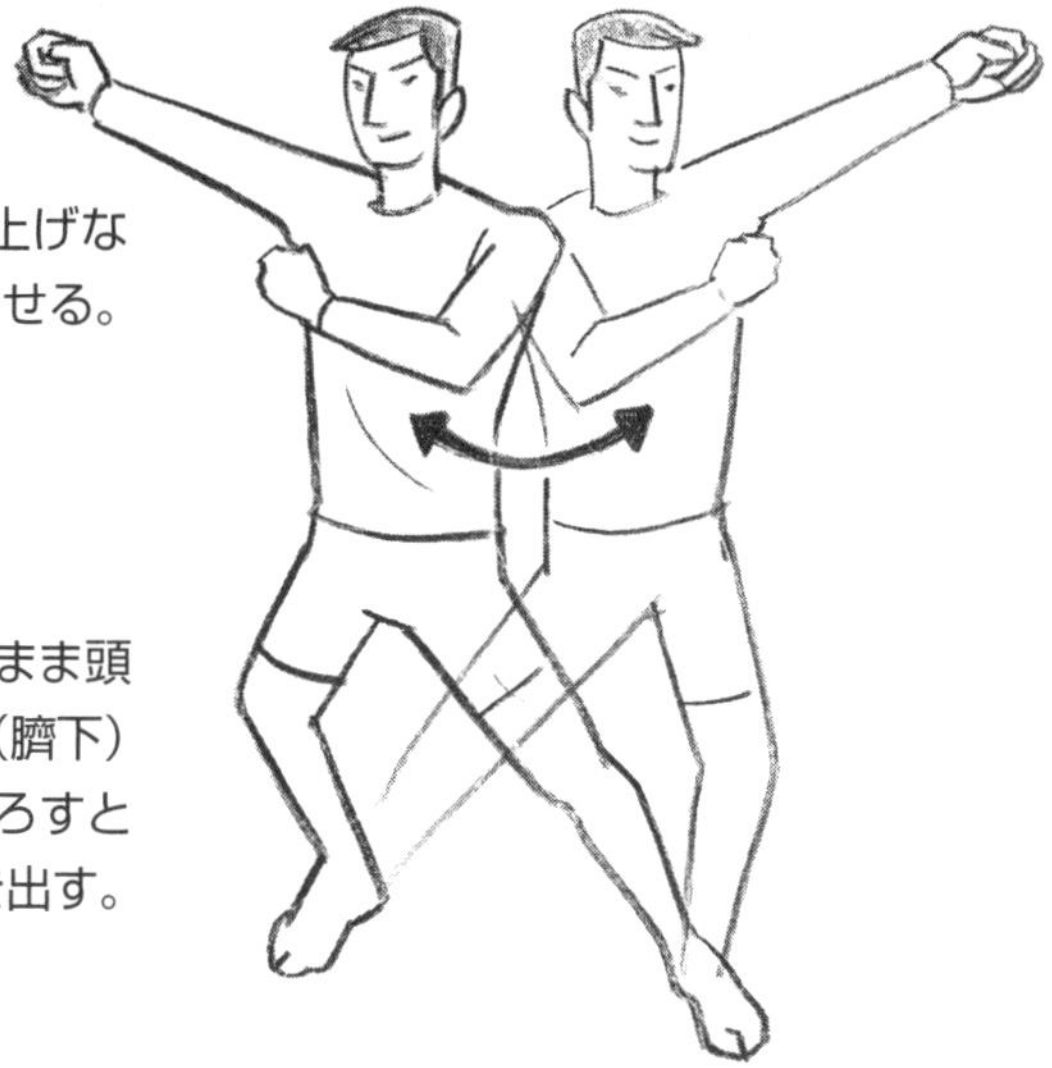

2 両手を右方向に大きく振り上げながら、膝を右から左に移動させる。

3 次に振り上げた両手をそのまま頭上にもっていき、一気に丹田（臍下）の位置まで降ろす。手を降ろすときに「ヨイショ」と大きな声を出す。

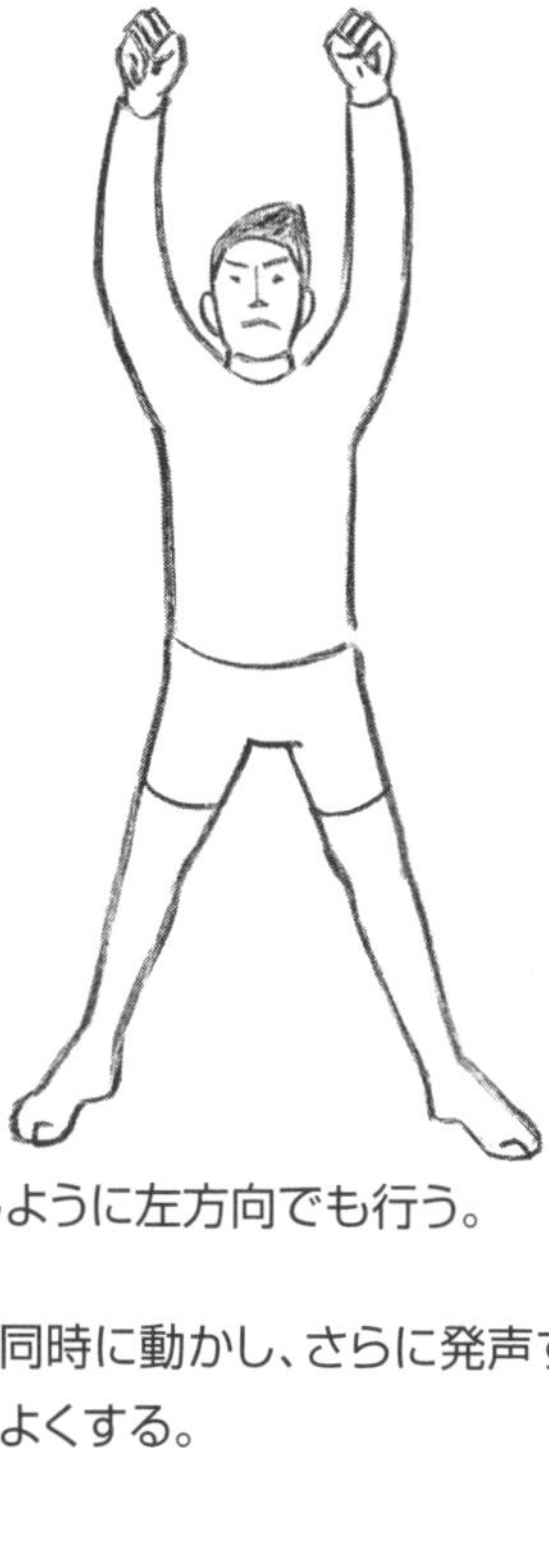

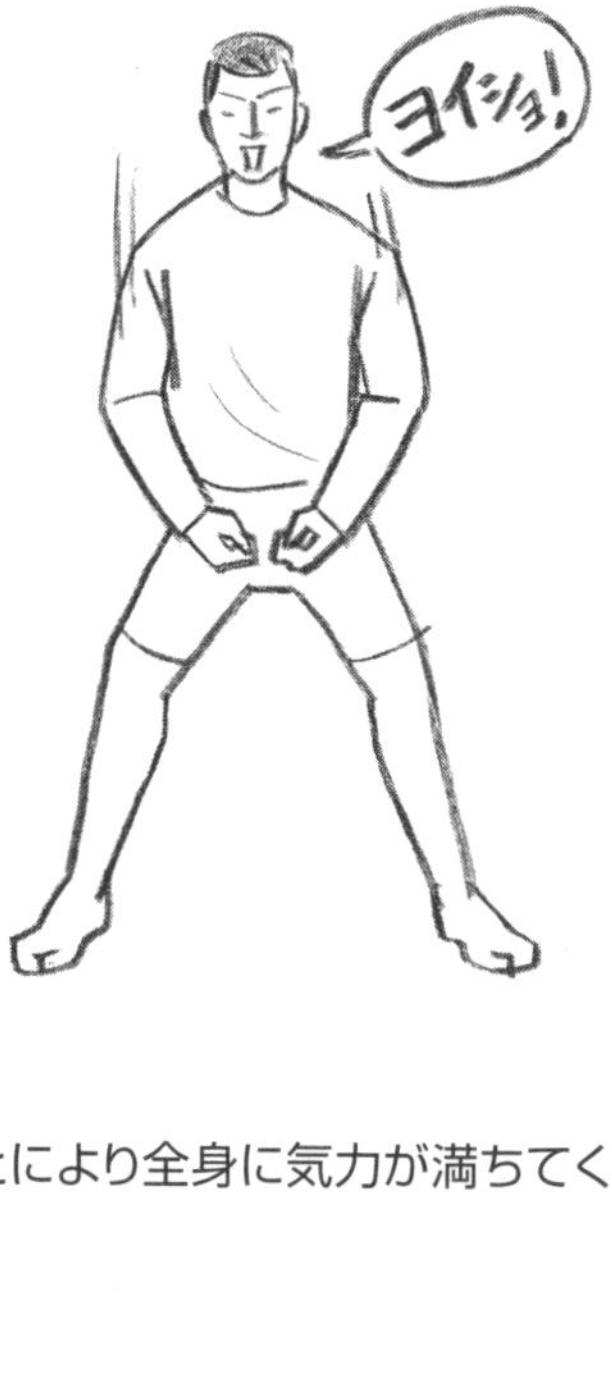

4 同じように左方向でも行う。

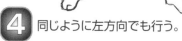

＊手と足を同時に動かし、さらに発声することにより全身に気力が満ちてくる。全身の血行をよくする。

41 安産運動

1 両手を開いてうつ伏せに寝て両足を内側に曲げ、足の裏を密着させる。

2 その両足をお尻につけるように上げる。

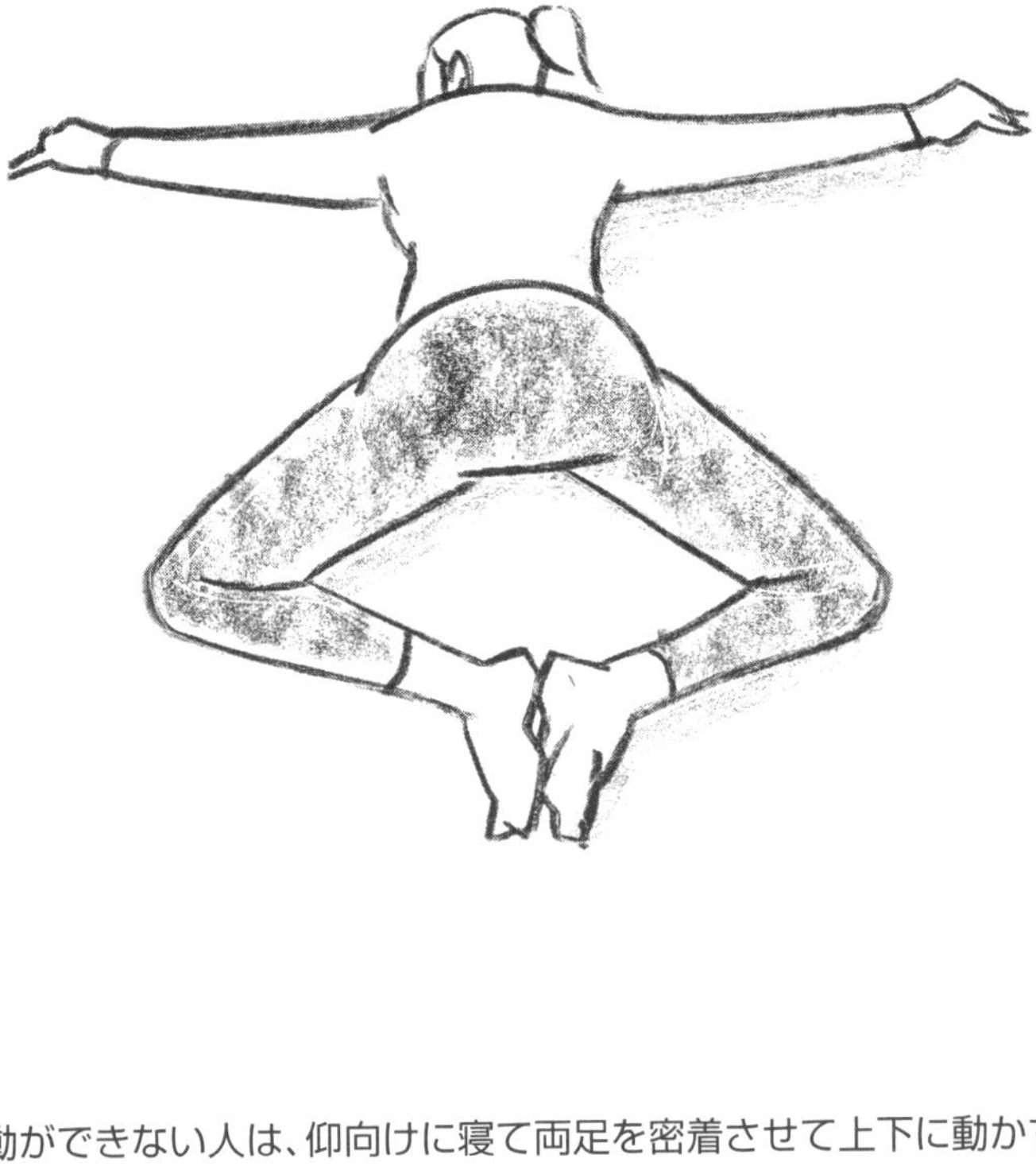

＊この運動ができない人は、仰向けに寝て両足を密着させて上下に動かすことで大腿筋を緩める。
＊この運動は妊娠3カ月以内に行うか、妊娠前から行うように心がける。
＊妊娠している場合は、足首の回転運動と手首を和らげる運動を行うことで安産につながる。ただし、手を上に上げる運動は避ける方がよい。肩の上下運動は問題ない。快通快便運動はゆっくり行うこと。

42 呼吸法

1 運動した後は、以下の①〜④の中でできる範囲で深呼吸を行う。

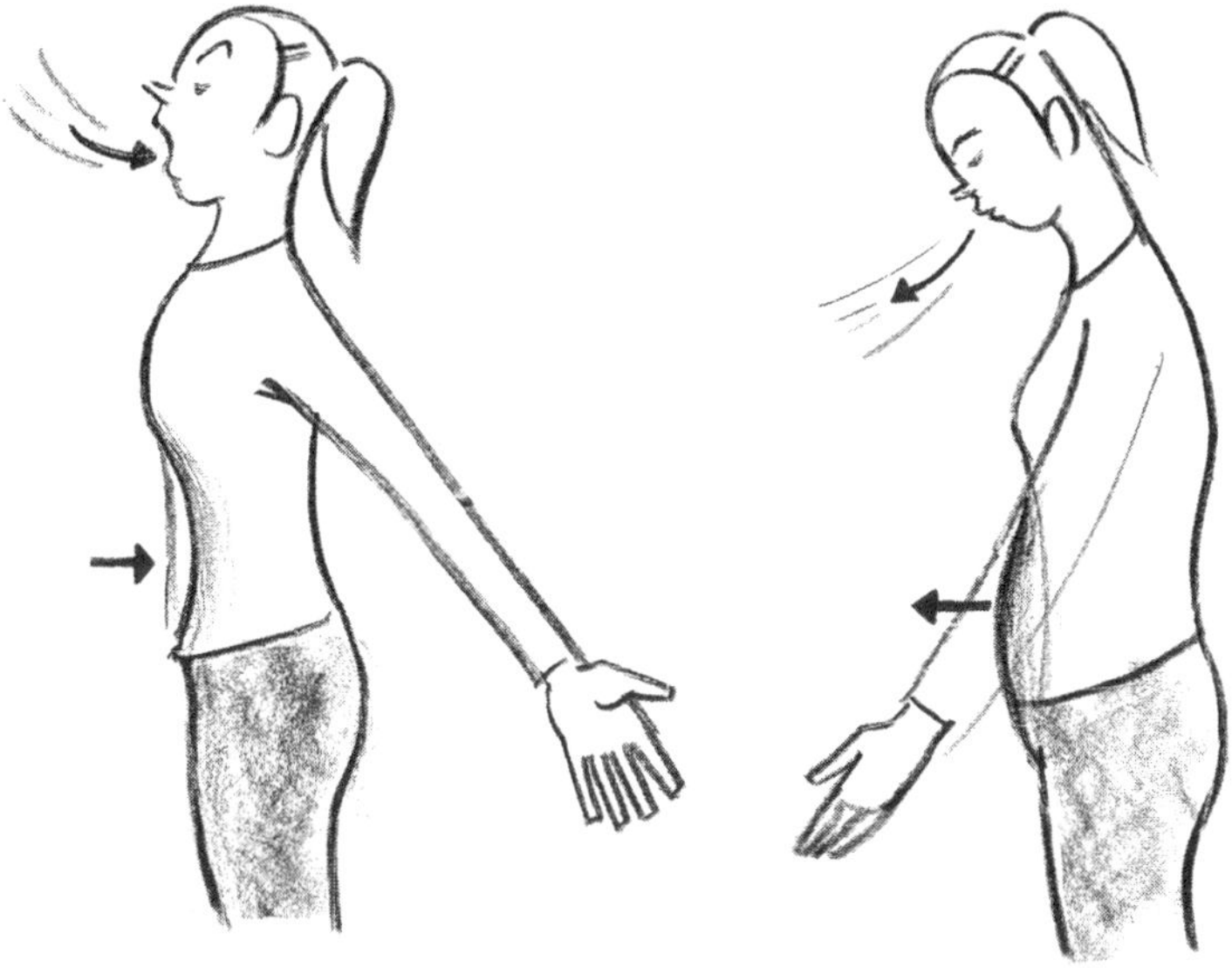

①5秒吸って15秒吐く。
②10秒吸って30秒吐く。
③15秒吸って40秒吐く。
④20秒間吸って40秒間かけてゆっくりと息を吐く。

＊腸、副腎を意識して丹田（臍下《へそした》）に気を送り込む呼吸であり、無病健康法のひとつ。
＊どんな運動であっても必ず最後にいずれかの呼吸法を行い、体調を整えること。
＊初期の段階では自分に合った自然な呼吸法でよい。なお、体調によっては胸式呼吸や腹式呼吸を使い分けて行うとよい。

以上が足助体操の基礎となる運動です。この体操が楽にできるようになれば、かなり体は軽くなります。

時間の目安としては一つの運動を五分から一〇分間程度行うのがよいでしょう。そして、健康管理と自分の体力（退行度）を把握しておくために、毎回できた運動の回数や時間などを記録しておき、一週間後、一カ月後にどれだけ進歩したかを確認するとよいと思います。

なお、全体としての注意点としては、筋はゆっくり伸ばすことです。

人間は生まれてから死ぬまで、多かれ少なかれ心身共に外的なストレスにさらされ続けます。そして、体の姿勢筋は長期間重力のストレスを受け続けると、重力に抵抗する機能が働くと同時に、年齢を重ねるに従ってバランスが崩れ、筋が固くなり縮んできます。

ですから、無理に筋を伸ばしたり縮めたりすると筋を痛めてしまう恐れがあるので注意する必要があるのです。

急激な老化、すなわち退行性変化を調整するために、各筋をゆっくりと動かしてみてください。そうすることによって、常に姿勢をよく保つように心がけることが大切です。

ここでご紹介した各種の体操を行えば、代謝改善になり循環器系の疾患の改善にもなりますし、内臓のうっ血の改善にもつながります。

実際に体を動かしてみましょう

できるだけ毎日の生活の中で運動（体操）を続けることが大切です。以下にそれぞれの場面で効果的に行える運動をあげておきますので、参考にしてみてください。（　）内の番号は基本となる運動の通し番号ですのでそれを見ながら行ってください。

寝る前の運動

①足首の回転運動（1）　左右一〇回　ただし、不眠症の人は回転させずにゆっくりと動かすだけに留めること。
②寝たまま歩く運動（2）　一分間
③背伸び運動（38）　膝を伸ばすと肛門がよく閉まり、安眠できます。

注意点：足を早く動かすと寝つきが悪くなるので、数を数えながらゆっくりと動かすこと。

寝起き直後の運動

①足首の回転運動（1）左右一〇回　寝起き直後は少し早めに廻す。
②背伸び運動（38）肛門を閉める。
③寝たまま歩く運動（2）時間に余裕がある場合はできるだけ回数を多く行う。
④お尻叩き運動（11）

朝の運動

①背骨運動　座って背骨を一つ一つ動かすつもりで上体を左右に動かす。目を開けて行うとふらつくので閉じて行うこと。
②腕の8字運動（23）横∞字を下（丹田）、中（横隔膜）、上（肩）の位置で三回行う。
③腰を曲げる運動（19）静かにゆるやかに、なるべく足の指をつかめるくらいに腰を曲げる。
④呼吸法（42）

職場での運動

①肩の上下運動（21）
②肩の回転運動（22）
③立った状態から前屈して手を下げられるだけ下げる。
④立った状態で膝が曲がらないように、上体を左に曲げ、手は下に伸ばす。右も同じように行う。
⑤腕の8字運動（ダイヤ運動）（23）　横∞字を下（丹田）、中（横隔膜）、上（肩）の位置で三回行う。ダイヤを臍を中心に行う。
⑥首の回転運動（26）
⑦目を閉じて片足で立つ。左一分間、右一分間（めまいの予防）。
⑧呼吸法（42）

病床での運動

①足首の回転運動（1）
②足の指を一本一本動かす（17）　1 2 3を行う。

足首の回転運動は、足助体操の基本です。病気で寝たままの人でもできる運動なので、ぜひ実行していただきたいと思います。

また、五本の指は諸器官と対応しているので、よく動かすことが大切です。

親指は肝臓、肺、脾臓、大腸。

人差し指は胃と大腸。

中指は小腸と心臓。

薬指は副腎と各ホルモン。

小指は膀胱、生殖器と関係しています。

どの指も動かしたりよくもむことによって内臓を刺激し、機能を活性化します。
③手の指をもむ
足の指と同じように、各臓器と関連しているのでよくもむことが大切です。

親指をよくもむと声のかすれや喉の渇きが楽になります。

便秘の場合は、人差し指と中指側の硬くなっている筋を和らげるようにもむと便秘が解消されます。

腹痛の場合は、中指の第一関節の少し上の内角部を押してすぐに離すと痛みが止まる場合もあります。

心臓の動悸がする場合は中指をよくもむとおさまります。

薬指は副腎に関係していて、よくもむと元気がでてきます。

小指をもむと尿の出がよくなります。

④頭をもむ

頭には一〇八の急所があると言われています。病気に関係ある場所を押すと激痛がするので、まず頭の各所を押しながら痛みや寒気がする箇所を探してみてください。

そして、痛みや寒気が感じられたら、その箇所と反対側の場所を指で押してみてください。そこが病気や痛みと関係したポイントなので、指圧をすると改善を促します。頭全体の場合は、仙骨の尖端を押さえます。

偏頭痛の場合は耳に痛みが解消される箇所があります。顔の痛みは足の甲に痛みが止まる場所があります。

痛みは苦しみではなく、体の不調を実によく教えてくれる信号だと捉えることが大切です。

なお、腸に問題がある場合は、恥骨から臍までを二〇~三〇回程度押圧してから、S字腸部を臍の方に押すと改善を促します。注意すべき点は、改善されるまで体の右側には指圧は行わないことで、右側を指圧すると腹痛やゲップで悩まされることになります。

足助式病気軽減法

次に具体的な病気や症状に応じた足助体操を列記しておきたいと思います。

いずれも五〇年以上にわたる経験歴と複数の医師によってその効果が確認されているものばかりです。ぜひ、ご自身でもお試しください。（　）内の番号は基本となる運動の通し番号ですので、それを見ながら行ってください。ただし、回数はあくまで目安なのでこだわらなくてよろしいと思います。

＜心臓疾患＞

①足首の回転運動（1）――一〇回
②寝たまま歩く運動（2）――一〇回
③足の8字運動（3）――12を五回
④腸の運動（快通快便予備運動）（9）――三〇〇回
⑤肩の上下運動（21）

⑥肩の回転運動（22）
⑦腕の8字運動（ダイヤ運動）（23）――ダイヤを三回
⑧呼吸法（42）――①
心筋梗塞などは、常に腕の8字運動（ダイヤ運動）（23）を行っていると忘れるほどに改善することがあります。この他に、肉や卵などの動物性の食物を控え、野菜や果物など植物性の食物を摂ること、そして、階段の昇り降りなど一日に少し息切れがする程度の運動をすることが心臓病に効果的です。

＜高血圧＞

①足踏みを運動――できれば五〇〇回
②足首の回転運動（1）――一〇回
③寝たまま歩く運動（2）――一〇回
④腸の運動（快通快便予備運動）（9）――五〇〇～一〇〇〇回
⑤手首を振る

⑥呼吸法（42）

＜低血圧＞

①足首の回転運動（1）――一〇回
②寝たまま歩く運動（2）――一〇回
③足の8字運動（3）――1 2を五〜一〇回
④腸の運動（快通快便予備運動）（9）――五〇〇〜一〇〇〇回
⑤快通快便運動（膝の上下運動）（10）――二〇回
⑥腎融和運動（20）――Bを三回
⑦起き直り運動（28）――できる回数でよい
⑧背伸び運動（38）――三回

＜首・肩・腕＞肩こり・四十肩・五十肩

①足首の回転運動（1）――一〇回

②寝たまま歩く運動（2）――一〇回
③肩の上下運動（21）
④肩の回転運動（22）――三回
⑤手首を振る――二〇回
⑥腕の８字運動（ダイヤ運動）（23）――ダイヤを三回
⑦腕を前後に振る――五〇回
⑧耳をもつ運動（30）――一～二回
⑨肩甲骨の運動（29）――五回
四十肩・五十肩は退行性変化が急速に現れた病だと言えます。普段から手首を振る癖をつけておくとよいでしょう。

〈腰〉予防のために行うと腰痛を起こさなくなる

①足首の回転運動（1）――一〇回
②寝たまま歩く運動（2）――一〇回

③腸の運動（快通快便予備運動）（9）——腰痛がなくなってから予備運動として行う
④腎融和運動（20）——C・E・Fをゆっくりと五回ずつ
⑤脊柱を伸ばす（32）——1のみ。上体は少しずつ曲げる
⑥足首をもって膝を脇の下につける（7）
⑦足をもって歩く運動（15）

＜肝臓＞

①足首の回転運動（1）——一〇回
②寝たまま歩く運動（2）——一〇回
③腸の運動（快通快便予備運動）（9）——一〇〇〇回
④足を上げる運動（8）——1を三〇～五〇回
⑤起き直り運動（28）
⑥背伸び運動（38）

肝臓病の原因は色々ありますが、一つの原因として腸の癒着が考えられます。食物の腐敗に

よるガスのために血液に異変が起き肝臓に汚れた血液が溜まっていくのです。

肝臓病は全治できないと言われていますが、足助体操を実行し続けてマラソンができるまで回復した人がいます。

ただし、疲労は体内の酸素不足を起こすので、自分の肉体年齢以上の運動を無理に行うことは避けなければなりません。また、運動した後には水と塩分（ミネラル）を補給することが大事です。

＜腎臓＞

①足首の回転運動（1）――一〇回
②寝たまま歩く運動（2）――一〇回
③腸の運動（快通快便予備運動）（9）――一〇回
④足を上げる運動（8）――1のみ二〇回
⑤腎融和運動（20）――A・Bのみ
⑥頭（百会）・足裏（湧泉）の指圧
⑦上体を反らす運動（12）

⑧起き直り運動（28）
⑨背伸び運動（38）
腎臓が萎縮している人は膀胱も萎縮していますが、それよりも、腸が癒着していて膀胱を圧迫していることが見落とされていることが問題です。恥骨周辺をもんだり足を上げる運動（8）をすることによって尿量が増え、回数が減ります。

＜ガン＞

①足首の回転運動（1）
②腫瘍が臍より上にある場合は、寝たまま歩く運動（2）・足の8字運動（3）[1][2][3]
③腫瘍が臍より下にある場合は、腕の8字運動（ダイヤ運動）（23）
④腸の運動（快通快便予備運動）（9）
⑤起き直り運動（28）
⑥後手の合掌（36）

〈糖尿病〉

①足首の回転運動（1）——一〇回
②腸の運動（快通快便予備運動）（9）——五〇〇〜一〇〇〇回
③起き直り運動（28）

糖尿病は運動不足が第一の原因なので、よく運動をし、食べ物をよく噛んで食べること。

〈腸（便秘）〉

①足首の回転運動（1）——一〇回
②寝たまま歩く運動（2）——二〇回
③腸の運動（快通快便予備運動）（9）——一〇〇〇〜二〇〇〇回
④寝たまま走る運動（6）——左足5回、右足5回
⑤快通快便運動（膝の上下運動）（10）——五〇〜一〇〇回
⑥足を上げる運動（8）——五〇〜一〇〇〜二〇〇回

⑦お尻叩き（11）――五〇回
⑧背伸び運動（38）

〈膝の冷え〉

①膝の運動（18）
特に足に手が届かない人や膝が冷たい人にお勧め。ただし、妊婦はこの運動を避けること。

〈痔〉

①肛門を閉めたりゆるめたりする
②足をもって歩く運動（15）
③背伸び運動（38）

〈頭痛〉

①足首の回転運動（1）――一〇回
②腸の運動（快通快便予備運動）（9）――五〇〇回
③首の回転運動（26）
④ゲンコツ運動（27）
⑤起き直り運動（28）
偏頭痛は、小腸内の食物の腐敗ガスと酸素不足が原因なので、右記の運動と水をよく飲むこと。頭の芯が痛い場合は、腎臓に問題がある場合があるので、寝たまま歩く運動（2）と頭の指圧と足裏の指圧もあわせて行うことが望ましい。

〈眼の諸病〉

①起き直り運動（28）

＜鼻の諸病＞

①足を上げる運動（8）
蓄膿症は下顎骨周辺を指圧すると効果的。

＜耳の諸病＞

①足を上げる運動（8）
痛みが激しいときは耳の中に指を入れて行うこと。

＜胸＞

①腸の運動（快通快便予備運動）（9）
②足を上げる運動（8）

＜風邪＞
①足首の回転運動（1）
②寝たまま歩く運動（2）

よく風邪をひく人（胸膜の癒着）
①寝たまま歩く運動（2）
②肩の上下運動（21）
③腕の8字運動（ダイヤ運動）（23）
④背伸び運動（38）
⑤呼吸法（42）

＜不妊＞
①足を上げる運動（8）
②起き直り運動（28）

③正座をして足の親指を重ねる。床の上で両手の親指と人差し指を合わせて三角形をつくり、その中に鼻を入れるようにして上体を曲げる。手は膝につけ離れないようにする。毎日二〇～三〇回行う。
④腎融和運動（20）Ｄ

＜安産＞＊安産運動参照

①足首の回転運動（1）ゆっくりと行う。
②肩の上下運動（21）
③腸の運動（快通快便予備運動）（9）ゆっくりと行う。
手首を和らげるのは安産につながりますが、手を上に上げる運動は避けること。

＜臓器の癒着＞

腸の癒着

①寝たまま走る運動（6）
②足を上げる運動（8）
③シーソー運動（37）
④背伸び運動（38）

上半身の癒着

①脊柱を伸ばす運動（32）
②腎融和運動（20）A・B・C
③脊柱の癒着をとる運動（31）
④呼吸法（42）

〈運動不足〉

①足首の回転運動（1）
②足を上げる運動（8）
③寝たまま走る運動（6）

④腹筋と背筋のバランスをとる運動（39）
⑤腕立て伏せ（24）
⑥肘立て運動（25）
⑦全身運動（40）
⑧背伸び運動（38）

＜気力不足＞

①腸の運動（快通快便予備運動）（9）
②足の8字運動（3）④⑤⑥のみ。
③背伸び運動（38）

＜無病長寿法＞

①寝たまま走る運動（6）
②上体を反らす運動（12）

③耳をもつ運動（30）
④背中で手を合わせる運動（35）
⑤後手の合掌（36）
⑥背伸び運動（38）

肉体年齢発見法

最後に、自分がどの程度退行性変化が進んでいるかを知るために、肉体年齢を測る簡単な発見法をご紹介しておきましょう。快通快便運動（膝の上下運動）（10）がそれぞれ一分間にどれだけできるかをチェックしてみてください。それによって、あなたのおおよその肉体年齢がわかります。回数と年齢は次のように逆比例の関係になりますので、参考にしてください。

一分間にできた回数	**肉体年齢**
五〇回	九〇歳
六〇回	八〇歳
七〇回	七五歳
八〇回	七〇歳

一〇〇回　六五歳
一二〇回　六〇歳
一四〇回　五〇歳
一八〇回以内　四〇歳
二〇〇回以内　三五歳以下
最初は無理をせず、一分間に三〇回程度でもかまいません。毎日体操を続け少しずつ回数を増やしていくことが大切です。
初めは数十回だった人が、数カ月続けて一分間に二五〇回できるようになった人もいます。

注意事項

◎病気の方は必ず医師に相談のうえ、無理をしないようゆっくりと体操を始めてください。
◎決してあせることなく、自分の体力・適応力にあわせて行ってください。
◎足助体操の指導を受けたい方は、「足助式医療體操協会」（著者紹介欄に記述）までご連絡ください。

病気の方々へ

私ほど忘れっぽい人間もないかもしれません。

常に教えてもらっていないと次から次へと忘れてしまうので仕方ないのですが、半面、病もこの忘れっぽさがどれだけ幸いしていたかわかりません。

私は自分自身の体験から、病気を患っている方々に、好きな本を読むことと歌を作ることをお勧めします。

また、眠れない人は哲学の本か数学の本を読むとよいでしょう。数頁も読み進まないうちに眠ってしまうと思います。

歌を作るといっても、わずか三一文字を綴るだけです。ただそれだけのことですが、病気の苦しみから解放されることがあります。まず、退屈はしないし、過去のできごとが走馬灯のように思い出され、人生が味わい深くなります。

私自身、病気の苦しみが過ぎ去ったからそんなことが言えるのかもしれませんが、痛みの激しさを味わってこそ、その苦しみに耐えた後に必ず安息や喜びが待っているものです。

鐘叩き　ひたすらにして鐘打てば
吾の通夜に　吾も参れる

この歌は、私が腸閉塞で昼夜を問わず三日間苦しみに喘いでいた時に、突然頭の中に聞こえてきました。まさに飛び出てきたという感じで、その場で書き留めておかないと忘れるので、飛び起きて慌てて書き留めたところ、いつの間にか腸閉塞の痛みが止まっていました。そして、それから間もなく腸閉塞に有効な運動を考案することができました。それ以来、病は私のような頭の悪い者に道理を教えてくれるための経験だと信じるようになったのです。

また、明治末期の自由教育が叫ばれた時代に、学校の先生から真に勉強をしたいのなら、辞書を見て毎日一〇〇〇頁以上本を読んだほうがいい、学校に行くよりよっぽどためになるということを教えられました。

これまでの人生を振り返るとまさにその通りでした。

学校で習ったものは一過程に過ぎず、終局的なものではない。

学問は常に改変されていく道程である。

真理というものは数千年の歴史の中でも普遍不動なものだが、この世の大半の常識や知識は永遠に不変なものではない。

真の教育とは世に出てから学ぶものである。

そうしたことを体験を通して悟ることができました。

他にも忘れられないタゴールの詩があります。

人は働けば　働くほど　隠れたるものが
実現すれば　するほど　未だ遥かに
現れていないものに　近づくことができる

私の場合は、病気を患っている時から「なぜか、なぜか」を追究し続け、それをやめることがなかったので、病こそ人生大学の最高学府となり、そこで研修を重ねることができました。

その結果、未だ現れていないものに少しでも近づけたのではないかと思います。

病気は食物によって作られる。

食を正さぬ限り、病とは絶縁できない。

絶縁するために運動がある。

病は退行性変化によって現れるので、それを調整するために全身を融和し、腸の癒着を融和しなければならない。

本書でご紹介した運動は、五臓六腑を刺激して全身を融和するためのものであることがおわかりいただけたことと思います。起き直り運動の、起きるという文字は、走る己と書き、直ちに活動状態に入れることを意味しています。すなわち、寝ていて直ちに起きられない人は、真の健康人とは言えません。直ちに起きられない人は、退行性変化が起きており、その老化状態が蓄積されるとやがて○○病という病気が姿を現すことになるのです。

誰もが健康を望んでいます。健康の健は、人が建てると書き、康は安らぎの意味です。つまり、心から安らぐことができるように人が地道に築いていくものが健康だと言えるでしょう。健やかな安らぎを望むのであれば、私たちはそこに深遠な道があることを知らねばなりません。

真の健康は決して楽をして得られるものではないのです。病という苦しみを脱して初めて生命の輝きを知ることができるように、日々の努力なしには健康という栄光をつかむことはできません。

この本によって、読者の皆様が健康への道を着実に歩んでいってくださることを願ってやみません。

足助　次朗

あとがき

足助次朗――私にとって世にも不思議な存在であり、私の命を救ってくださった大恩人です。

夫、足助次朗は、子供の頃から次々に大病を患い、血のにじむような苦業をし、長い時を病床で過ごしました。そんな中で、必然的に「起きよう」という気持ちが生まれ、その強い意志が寝ながらでも床でできる運動＝「足助体操」を生み出したのです。今から六〇年前のことでした。

足助は、「病の原因の一つは、人体電気（エネルギー）不足と退行性変化による腸活動のトラブルである」とし、「健康な人の運動（スポーツ）は消耗の動きであるが、体の弱い人の場合はエネルギーを起こす発電法でなければならない」との考えから、特に腸と副腎の運動に重点をおいた独自の体操を提唱し、長年にわたって指導してきました。

その後、主人が他界してから、「足助先生が施していた技術は一般の人には難しいが、せめて体操の本『甦る』を再出版してほしい」という声を数年前から何人もの方々からいただいておりました。

いろいろと立派な体操はたくさんありますので、自分に合った動きを見つけていただければよいかと思います。

この体操は、宇宙の根源と一体となる意識をもって続けられますと、病は少しずつ癒され、元気の基エネルギーをいただき、年齢を感じさせない瑞々しい生活ができると思います。誰もが長患いしないで、死ぬまで元気で生きたいもの。

特にお年寄りにとっては、この体操が自然と生きる楽しみを味わい、自由に伸び伸びと長寿を生きるための秘薬となるのではないでしょうか。

この本によって、読者の知人の方々などを通じて大勢の方々に「足助体操」を知っていただき、少しでも病気の方やご年配の方々のためにお役に立てればと願っております。

きっと希望をもっていただけると信じ、地球より重いと言われる一人一人の「生命」の再生、甦りを実現されますよう心よりお祈りいたします。

最後に、出版に際してご尽力、ご協力いただきました皆様方に深く御礼と感謝を申し上げます。

二〇〇二年十二月
足助　照子

著者紹介

足助次朗（あすけ・じろう）
1901年、長野県生まれ。1921年、潮音社入社。1939年、山川式整体術入門。翌年、整体術療法開業。富田式手当療法、江口式てのひら療法、カイロ、脊椎反射療法、透熱、電気など数種の療法家の実地指導を受ける。「退行性変化調整なしに病の根本療法なし」と悟り、起き直り法（足助体操）を創案。1954年、二府六県の療術研究家らと日本療術学会創立、初代会長に就任。1970年、日本赤十字兵庫県紺綬会会員。1986年、84歳で永眠。著書に『癌を作ってみた話』（大盛堂出版部）がある。

足助照子（あすけ・てるこ）
1928年、長崎県生まれ。1945年、神戸第一高等女学校卒業。1949年、田中千代服装学園師範科卒業。その後、結核と肋膜炎を発病し闘病生活に入る。1961年、田中千代服装学園専攻科卒業。足助次朗氏と結婚後、食養と体操の指導を受ける。次朗氏他界後は、病院でガンの術後の運動指導、ウエルネス研究会の運動指導をおこなうと同時に、公民館での運動指導に当たる。1988年、東洋医学免疫研究会理事。2014年、足助式医療體操協会を設立。初代会長に就任。2015年、87歳で永眠。

〈連絡先〉
足助式医療體操協会
〒542-0083
大阪市中央区東心斎橋1丁目2番17号
第一住建東心斎橋ビル地下一階
一般財団法人 大阪漢方医学振興財団
TEL 06-6252-2526　FAX 06-6252-8095
e-mail　charimoto@kanpoos.com
ホームページ　http://www.kanpoos.com

―増補新版―
これで安心「医療体操」

2003年1月14日　初版 第1刷
2017年3月30日　新版 第1刷
2021年8月30日　〃　第2刷

［著者］
足助次朗+足助照子
［イラスト］
宮島弘道

［発行者］
籠宮啓輔
［発行所］
太陽出版
東京都文京区本郷3-43-8-101　〒113-0033
TEL 03(3814)0471　FAX 03(3814)2366
http://www.taiyoshuppan.net/
E-mail　info@taiyoshuppan.net

［印刷］株式会社 シナノ パブリッシング プレス
［製本］井上製本
ISBN978-4-88469-888-1

ヴァーチューズ・カード
～52の美徳のエッセンス～

ヴァーチューズ・プロジェクトの52の美徳が説明されています。

『ヴァーチューズ・プロジェクト 52の美徳 教育プログラム』II部にある52の美徳のエッセンスをそれぞれ1枚のカードにまとめることによって、多様な使い方ができるように工夫されています。

学校、職場、家庭、その他、カウンセリングや瞑想など、さまざまな状況で活用できます。

また、一つひとつの美徳に自然界の元素や植物をモチーフとした美しいカラーのイラストを対応させ、ビジュアルでも興味をひくつくりになっています。

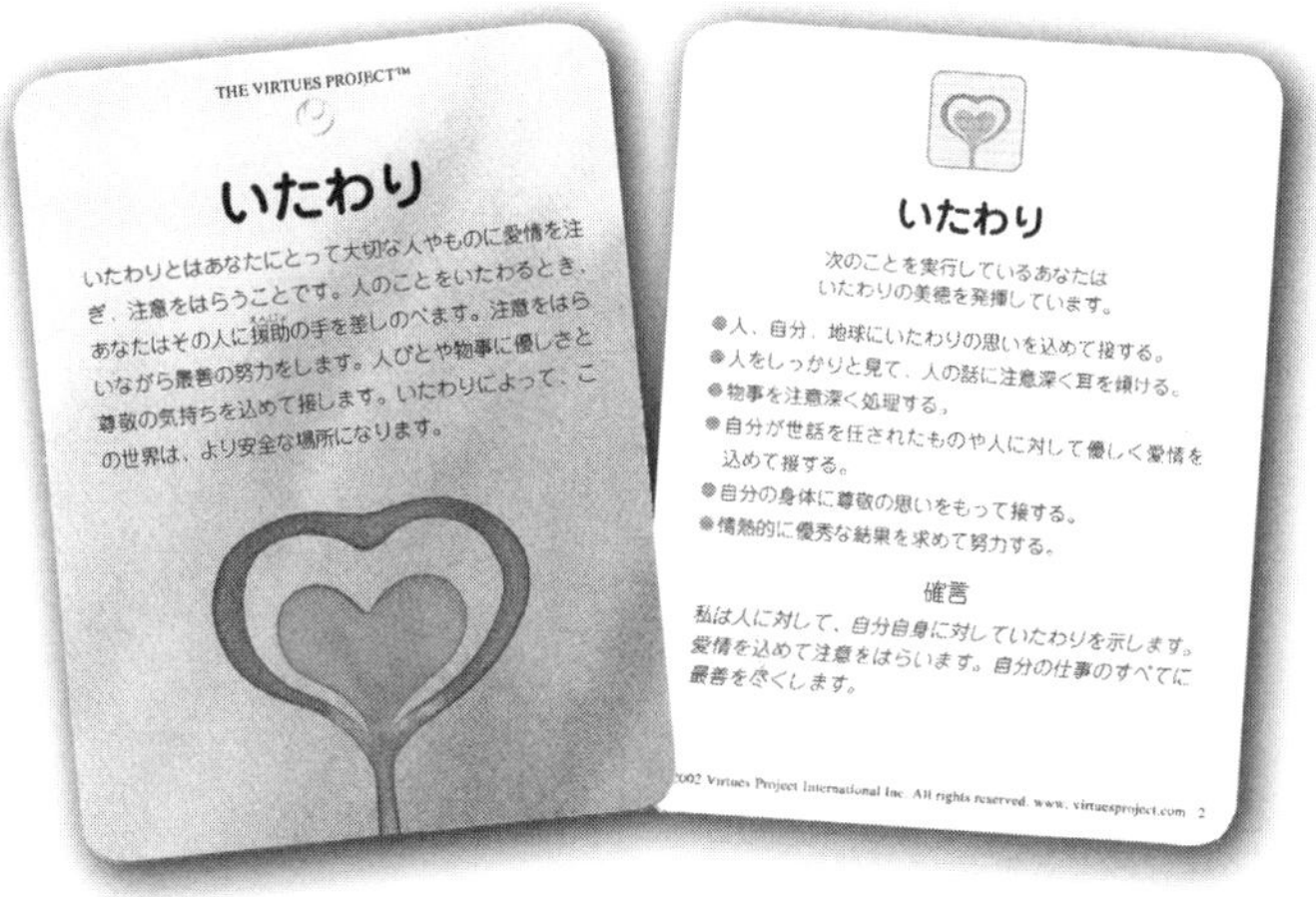

<カード表> 美徳の定義・イラスト　**<カード裏>** 成功のしるし・確言

カードサイズ　縦：130ミリ　横：100ミリ
＜表＞4色カラー　＜裏＞カラー1色　耐久性のある堅牢紙を使用／箱入

リンダ・カヴェリン・ポポフ＝著　大内　博＝訳
定価　本体 2,200円＋税

※ご注文は直接小社へお申し込みください。

太陽出版
東京都文京区本郷4-1-14 〒113-0033　TEL 03-3814-0471　FAX 03-3814-2366
http://www.taiyoshuppan.net/
※ホームページからもお申し込みいただけます。